Saúde Coletiva:
Métodos Preventivos para Doenças Bucais

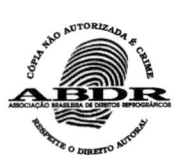

S255 Saúde coletiva : métodos preventivos para doenças bucais / organizadores, Léo Kriger, Samuel Jorge Moysés, Simone Tetu Moysés ; coordenadora, Maria Celeste Morita ; autor, Antonio Carlos Pereira. – São Paulo : Artes Médicas, 2013.
128 p. : il. color. ; 28 cm. – (ABENO : Odontologia Essencial : temas interdisciplinares)

ISBN 978-85-367-0197-4

1. Odontologia. 2. Doenças bucais. 3. Cuidados bucais. I. Kriger, Léo. II. Moysés, Samuel Jorge. III. Moysés, Simone Tetu. IV. Morita, Maria Celeste. V. Pereira, Antonio Carlos.

CDU 616.31-083

Catalogação na publicação: Ana Paula M. Magnus – CRB 10/2052

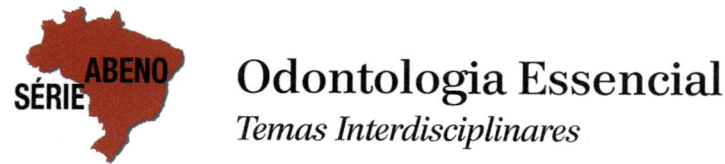

Odontologia Essencial
Temas Interdisciplinares

organizadores da série
Léo Kriger
Samuel Jorge Moysés
Simone Tetu Moysés

coordenadora da série
Maria Celeste Morita

Saúde Coletiva: Métodos Preventivos para Doenças Bucais

Reimpressão 2017

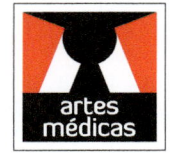

2013

Antonio Carlos Pereira

© Editora Artes Médicas Ltda., 2013

Diretor editorial: *Milton Hecht*
Gerente editorial: *Letícia Bispo de Lima*

Colaboraram nesta obra:
Editora: *Juliana Lopes Bernardino*
Assistente editorial: *Carina de Lima Carvalho*
Capa e projeto gráfico: *Paola Manica*
Editoração: *Crayon Editorial*
Ilustrações: *Vagner Coelho*
Preparação de originais e processamento pedagógico: *Cassiano Ricardo Haag*
Leitura final: *Laura Ávila de Souza*

Reservados todos os direitos de publicação à
EDITORA ARTES MÉDICAS LTDA., uma empresa do GRUPO A EDUCAÇÃO S.A.

Editora Artes Médicas Ltda.
Rua Dr. Cesário Mota Jr., 63 – Vila Buarque
CEP 01221-020 – São Paulo – SP
Tel.: 11.3221.9033 – Fax: 11.3223.6635

É proibida a duplicação ou reprodução deste volume, no todo ou em parte, sob quaisquer formas ou por quaisquer meios (eletrônico, mecânico, gravação, fotocópia, distribuição na Web e outros), sem permissão expressa da Editora.

Unidade São Paulo
Av. Embaixador Macedo Soares, 10.735 – Pavilhão 5 – Cond. Espace Center
Vila Anastácio – 05095-035 – São Paulo – SP
Fone: (11) 3665-1100 Fax: (11) 3667-1333

SAC 0800 703-3444 – www.grupoa.com.br

IMPRESSO NO BRASIL
PRINTED IN BRAZIL

Autores

Antonio Carlos Pereira – Professor titular da área de Saúde Coletiva da Faculdade de Odontologia de Piracicaba da Universidade Estadual de Campinas (FOP/Unicamp). Especialista, Mestre e Doutor em Saúde Pública pela Universidade de São Paulo (USP). Pós-doutor pela Indiana University, Estados Unidos, e pela University of Nijmegen, Holanda.

Aldo Angelim Dias – Cirurgião-dentista. Professor da Universidade de Fortaleza (Unifor). Especialista em Endodontia pela Universidade Federal do Ceará (UFC). Mestre em Saúde Pública pela Universidade Estadual do Ceará (UECE). Doutor em Ciências da Saúde pela Universidade Federal do Rio Grande do Norte (UFRN). Pós-doutorando em Odontologia e Saúde Pública pela FOP/Unicamp.

Fabiana de Lima Vazquez – Mestre e doutoranda em Saúde Coletiva pelo Programa de Pós-graduação em Odontologia da FOP/Unicamp.

Fernanda Gonçalves Duvra Salomão – Cirurgiã-dentista. Tutora do Mestrado Profissional em Saúde Coletiva pela FOP/Unicamp. Tutora da Residência Multiprofissional em Saúde da Família e Comunidade pela Universidade Federal de São Carlos (UFSCar). Especialista em Saúde da Família e Comunidade pela UFSCar. Mestre em Saúde Coletiva pela FOP/Unicamp.

Karine Laura Cortellazzi – Doutora em Saúde Coletiva pela FOP/Unicamp. Pesquisadora e pós-doutoranda do departamento de Odontologia Social da FOP/Unicamp.

Marcelo Meneghim – Cirurgião-dentista pela FOP/Unicamp. Professor associado e livre-docente da FOP/Unicamp. Mestre e doutor em Odontologia Preventiva e Social pela Faculdade de Odontologia de Araçatuba da Universidade Estadual Paulista Júlio de Mesquita Filho (FOA/Unesp).

Naiara de Paula Ferreira – Cirurgiã-dentista. Doutoranda do Programa de Pós-graduação em Odontologia da FOP/Unicamp.

Organizadores da Série Abeno

Léo Kriger – Professor de Saúde Coletiva da Pontifícia Universidade Católica do Paraná (PUCPR). Mestre em Odontologia em Saúde Coletiva pela Universidade Federal do Rio Grande do Sul (UFRGS).

Samuel Jorge Moysés – Professor titular da Escola de Saúde e Biociências da PUCPR. Professor adjunto do Departamento de Saúde Comunitária da Universidade Federal do Paraná (UFPR). Coordenador do Comitê de Ética em Pesquisa da Secretaria Municipal da Saúde de Curitiba, PR. Doutor em Epidemiologia e Saúde Pública pela University of London.

Simone Tetu Moysés – Professora titular da PUCPR. Coordenadora da área de Saúde Coletiva (mestrado e doutorado) do Programa de pós-graduação em Odontologia da PUCPR. Doutora em Epidemiologia e Saúde Pública pela University of London.

Coordenadora da Série Abeno

Maria Celeste Morita – Presidente da ABENO. Professora associada da Universidade Estadual de Londrina (UEL). Doutora em Saúde Pública pela Université de Paris 6, França.

Conselho editorial da Série Abeno Odontologia Essencial

Maria Celeste Morita, Léo Kriger, Samuel Jorge Moysés, Simone Tetu Moysés, José Ranali, Adair Luiz Stefanello Busato.

Apresentação

A evolução tecnológica e científica experimentada pela humanidade nos dois últimos séculos revelou, para a odontologia, um horizonte de novas possibilidades diagnósticas e terapêuticas, bem como de soluções estéticas e reparadoras.

Contudo, até o final do século XX, no Brasil, os indicadores em saúde bucal não demonstravam coerência com toda a evolução observada – tanto em nível mundial quanto local –, tampouco com a "generosa" proporção entre cirurgiões-dentistas e habitantes do Brasil.

Essa situação somente começou a se transformar positivamente, com significativa melhora nas condições de saúde bucal dos brasileiros, quando esforços, investimentos e novos conhecimentos se fizeram presentes em favor das pesquisas e das ações preventivo--promocionais que caracterizaram o "divisor de águas" da saúde bucal no Brasil.

No contexto dessa nova fase da odontologia, destaca-se o papel do departamento de Odontologia Preventiva e Saúde Pública da Faculdade de Odontologia de Piracicaba/Universidade Estadual de Campinas (FOP/Unicamp). Sua atuação em favor da saúde bucal dos brasileiros tem se dado, para além da pesquisa, no campo de atuação e de práticas no Sistema Único de Saúde (SUS). Esse empenho, sempre alicerçado e conduzido por profissionais da saúde coletiva, tem sido significativo para a evolução das condições de saúde bucal no Brasil.

A coletânea dos assuntos que compõem esta obra privilegia o leitor com a riqueza de conhecimentos que são frutos do trabalho acadêmico de pesquisadores que vêm construindo uma nova história para a saúde bucal no Brasil, integrando a academia com o campo das práticas.

Desse modo, além dos importantes conceitos e fundamentos gerais da promoção e da prevenção em saúde bucal, os capítulos deste livro trazem a preocupação com a elaboração de estratégias efetivas para cada contexto. Focam nas especialidades odontológicas, observando suas peculiaridades e desafios.

Desde a reflexão – muito oportuna – sobre a abordagem de risco do primeiro capítulo, passando pela importância dos dados no planejamento das estratégias, até as ações propriamente ditas, indicadas em cada especialidade e para cada demanda, fica explícita, para o leitor, a estreita conexão entre a teoria e a realidade norteadora desse trabalho.

No atual "estado da arte" da odontologia no Brasil, a presente obra representa um avanço. Trata-se de um referencial teórico com bases e fundamentos da prática que pode permear ações e estratégias, as quais poderão ser decisivas para a consolidação dos progressos alcançados.

Luciane Miranda Guerra
Pesquisadora e pós-doutoranda da FOP/Unicamp e Professora da Faculdade de Medicina de Jundiaí

Sumário

1 | Conceitos importantes para a prevenção em saúde bucal   **11**
Antonio Carlos Pereira
Marcelo Meneghim

2 | Aspectos preventivos da cárie e da fluorose dentária   **23**
Naiara de Paula Ferreira
Antonio Carlos Pereira

3 | Prevenção em periodontia   **45**
Karine Laura Cortellazzi
Fabiana de Lima Vazquez

4 | Prevenção em ortodontia   **67**
Fabiana de Lima Vazquez
Karine Laura Cortellazzi

5 | Prevenção do câncer em saúde bucal   **89**
Fernanda Gonçalves Duvra Salomão
Aldo Angelim Dias
Antonio Carlos Pereira

Referências   **111**

Recursos pedagógicos que facilitam a leitura e o aprendizado!

OBJETIVOS DE APRENDIZAGEM	Informam a que o estudante deve estar apto após a leitura do capítulo.
Conceito	Define um termo ou expressão constante do texto.
LEMBRETE	Destaca uma curiosidade ou informação importante sobre o assunto tratado.
PARA PENSAR	Propõe uma reflexão a partir de informação destacada do texto.
SAIBA MAIS	Acrescenta informação ou referência ao assunto abordado, levando o estudante a ir além em seus estudos.
ATENÇÃO	Chama a atenção para informações, dicas e precauções que não podem passar despercebidas ao leitor.
RESUMINDO	Sintetiza os últimos assuntos vistos.
🔍	Ícone que ressalta uma informação relevante no texto.
⚡	Ícone que aponta elemento de perigo em conceito ou terapêutica abordada.
PALAVRAS REALÇADAS	Apresentam em destaque situações da prática clínica, tais como prevenção, posologia, tratamento, diagnóstico etc.

Conceitos importantes para a prevenção em saúde bucal

Antonio Carlos Pereira
Marcelo Meneghim

Este capítulo tem o propósito de oferecer ao leitor os conhecimentos atuais básicos para a adoção de uma estratégia adequada em saúde coletiva visando à prevenção das principais doenças bucais. Todavia, parece difícil apresentar um panorama das principais estratégias e dos métodos preventivos utilizados em comunidades sem contextualizar conceitos importantes para a tomada de decisão, como a epidemiologia das principais doenças bucais, a abordagem de risco e a importância das revisões sistemáticas. O objetivo é mostrar como a agregação de diferentes tipos de dados pode contribuir na tomada de decisão. O exemplo 1 ajudará o leitor a entender o raciocínio:

EXEMPLO 1

Considerando como meta a diminuição da prevalência de cárie dentária em um grupo na faixa de 12 anos de idade, um gestor tem a opção de utilizar aplicações tópicas de flúor (flúor-fosfato acidulado 1,23%). No entanto, ele poderia ter dúvida se essas aplicações tópicas são realmente eficazes. Baseando-se unicamente em revisões sistemáticas da literatura científica, a resposta seria sim, pois os grupos experimentais apresentam menor incidência de cárie em relação aos grupos controle.

Obviamente, as **revisões sistemáticas** são importantes e servem de marco teórico. Contudo, a escolha da estratégia não deve estar baseada em um único dado, mas em um conjunto que possa formar uma informação em saúde. Considerando o exemplo dado, a informação sobre os **dados epidemiológicos** da doença cárie deveria ser considerada.

OBJETIVOS DE APRENDIZAGEM

- Orientar a escolha de estratégias de prevenção em saúde bucal
- Discutir as causas e as consequências da redução da prevalência de cárie na prática clínica
- Definir parâmetros para a tomada de decisão da estratégia de prevenção e do modelo de atenção

Abordagem de risco

Reconhecer uma situação ou área em que existe suscetibilidade ou vulnerabilidade de ocorrer um problema.

Revisão sistemática

Fonte de informação em saúde de boa evidência científica a partir de estudos de ensaios clínicos, avaliação econômica em saúde, tecnologia em saúde e revisões resumidas criticamente.

EXEMPLO 2

Considerando que a população-alvo mencionada no exemplo 1 apresenta baixa prevalência de cárie, com as lesões concentradas nas superfícies molares de dentes permanentes, o gestor poderá questionar se o método escolhido apresenta a melhor relação **custo/efetividade**. Uma vez que as lesões progridem mais lentamente e que muitas não irão progredir, parece que a melhor opção seja a agregação de flúor à água de abastecimento, associada a um programa de escovação supervisionada com o uso de dentifrícios fluoretados. Ou ainda, pode-se realizar uma estratégia de alto risco utilizando selantes de fissuras.

Fica claro que a decisão sobre a estratégia de prevenção não pode estar restrita unicamente à eficácia do método (dado da literatura científica) ou da prevalência da doença (dado epidemiológico). É o conjunto de dados que forma a informação em saúde, a qual é decisiva para a tomada de decisão.

Cabe ressaltar que, nos exemplos dados, não foram associadas outras variáveis também importantes, como a questão da vulnerabilidade social e a estratégia de risco. Parece-nos importante, portanto, que o gestor, tanto do setor público como do privado, entenda que o conjunto de dados é importante para criar um sistema de informação em saúde que apoie o processo de decisão e, dessa forma, apoie o processo de planejamento da melhor estratégia a ser adotada.

Visando propiciar uma leitura didática dos principais pontos citados, este capítulo foi estruturado em duas partes. Na primeira, destacam-se as implicações de aspectos epidemiológicos na prática clínica. Na segunda, são feitas considerações sobre a tomada de decisão.

Custo/efetividade
Ponto em que é conseguido o melhor desempenho com o menor gasto de recursos.

Custo/benefício
Avaliação da viabilidade econômica de um projeto.

Sistema de informação em saúde
Conjunto de mecanismos de coleta, processamento e armazenamento de dados, visando à produção de informações para a tomada de decisões sobre as ações a serem realizadas, a avaliação de resultados e o impacto provocado na situação de saúde.

DIMINUIÇÃO DA PREVALÊNCIA DA CÁRIE DENTÁRIA: CAUSAS E CONSEQUÊNCIAS NA PRÁTICA CLÍNICA

Há pelo menos duas décadas, observa-se uma queda na prevalência de cárie dentária verificada em estudos nacionais.[1,2,3] A prevalência dessa doença apresentou uma redução de 68,4% de 1986 (CPOD = 6,65) a 2010 (CPOD = 2,1).[1,2,3] Esse fenômeno acarreta consequências claras para outras faixas etárias. No grupo de adultos trabalhadores, o CPOD de 1986 a 2003 diminuiu 17,5%. A média de dentes perdidos, nesse período, teve uma queda de 32%,[3,4] enquanto entre 2003 e 2010, a queda foi de 19%.[5]

Na faixa etária de 5 a 6 anos, esse fenômeno também está ocorrendo. De 2003 a 2010, observou-se uma queda de 17% no *ceo*, passando de 2,8 para 2,3. Verificou-se, adicionalmente, uma redução de 30% do índice CPOD na faixa etária de 15 a 19 anos, passando de 6,1, em

2003, para 4,2 em 2010. Na faixa etária acima de 60 anos, ainda não se verificou uma tendência de mudança no Brasil.

Esse fenômeno está relacionado a uma série de fatores, tais como:

- uso de fluoretos, principalmente na água de abastecimento e em dentifrícios;
- disseminação de procedimentos coletivos realizados em nível municipal;
- aumento na consciência odontológica; e
- mudança de paradigma na prática odontológica, em que parte substancial dos profissionais passou a perceber e assimilar essa mudança do perfil, atuando clinicamente de forma diferenciada.

QUADRO 1.1 – Principais consequências da diminuição da prevalência da cárie dentária na prática clínica

A modificação da prevalência da doença cárie traz algumas consequências para a prática clínica, que influenciam na decisão da escolha da estratégia.[6,7]

1. Muitas pessoas ainda apresentam cárie.
2. A maior parte das lesões cariosas cavitadas se concentra em uma minoria de crianças e jovens (grupos de polarização).
3. Há um número menor de cavidades cariosas e um aumento do número de lesões não cavitadas.
4. A maioria das lesões se concentra nas superfícies oclusais.
5. Ocorre progressão mais lenta das lesões cariosas.
6. Muitas lesões iniciais não progridem.
7. Há maior número de pessoas que necessitam de tratamento de baixa complexidade.
8. Desigualdades sociais significativas na ocorrência da cárie dentária ainda permanecem.
9. Há dificuldade em se diagnosticar a doença em seus estágios iniciais por meio dos métodos diagnósticos tradicionais (sub e sobretratamentos).

A diminuição da prevalência da cárie dentária não só faz a doença progredir mais lentamente como também pode simplesmente inativá-la. Esse fenômeno pode ser explicado por alguns fatores, entre os quais destaca-se a mudança da composição química do esmalte dentário. Quando ocorre a erupção, o esmalte apresenta maior quantidade de apatita carbonatada, que será progressivamente transformada em apatita fluoretada. Isso confere maior resistência à dissolução ácida. Assim, após a erupção do dente, o esmalte passa a reter menor quantidade de biofilme (macromorfologia) em razão de um processo biológico de desgaste fisiológico.

Além disso, ocorre o denominado selamento biológico, em que as partes mais profundas das fissuras apresentam acúmulos celulares em processo de degeneração. Nesses acúmulos, poucas bactérias reconhecíveis e áreas focais de mineralização sugerem que o conteúdo bacteriano é progressivamente transformado em uma massa mineralizada. Esse processo, por fim, transforma o esmalte em um mineral muito menos propenso a perdas minerais.[8]

DE QUE FORMA A DIMINUIÇÃO DA PREVALÊNCIA DA CÁRIE INTERFERE NA TOMADA DE DECISÃO DO DIAGNÓSTICO?

Como decorrência do processo de mudança no perfil epidemiológico e da diminuição da prevalência de cárie dentária, houve um claro aumento não apenas no número de diagnósticos **falsos-positivos** (superfícies dentárias sendo incorretamente diagnosticadas como cariadas pela sonda explorada, já que não apresentam características clínicas para tomar essa decisão), mas também no número de diagnósticos **falsos-negativos**, ou seja, cáries ocultas.[9]

Diagnóstico falso-positivo
Quando o resultado do teste é positivo, mas o indivíduo não tem a doença.

Diagnóstico falso-negativo
Quando o resultado do teste é negativo, mas o indivíduo tem a doença.

A Tabela 1.1 evidencia a dificuldade dos profissionais em determinar as características clínicas que devem ser consideradas para o correto diagnóstico. O tratamento estatístico para os dados da Tabela 1.1 mostra que não houve diferença estatisticamente significativa entre o tempo de formado e as características clínicas para se tomar a decisão em relação ao tratamento restaurador.

TABELA 1.1 – Características clínicas utilizadas para a tomada de decisão no tratamento restaurador

CARACTERÍSTICAS CLÍNICAS	ANOS DE FORMADO			
	1-2	2-5	5-10	>10
	%	%	%	%
Mancha branca	50,0	33,3	25,0	33,3
Fissura escurecida	8,3	25,0	12,5	44,4
Microcavidade (< 1,0 mm de diâmetro)	16,7	25,0	0,0	11,1
Cavidade (> 1,0 mm de diâmetro)	25,0	16,6	62,5	11,1

Fonte: Pereira e colaboradores.[10]

Sendo assim, não é difícil perceber que uma série de fatores relacionados à dificuldade do cirurgião-dentista em realizar um diagnóstico correto[11-13] incidirá sobre o tratamento, o que, por sua vez, trará consequências como o aumento de custos e o tempo excessivo com a prática clínica em detrimento de outras atividades.

O Quadro 1.2 mostra as principais razões declaradas pelos cirurgiões-dentistas para explicar a dificuldade no diagnóstico.

Em decorrência da diminuição da prevalência da cárie dentária, houve uma modificação no padrão de distribuição dessas lesões. Atualmente, as cáries se concentram em dentes posteriores, especialmente na superfície oclusal.[12-15] Um exemplo é o estudo publicado por Pereira e colaboradores,[12] segundo o qual os quatro primeiros molares permanentes são responsáveis por cerca de 82% da prevalência de cáries em crianças de 12 anos de idade (Tab. 1.2).

QUADRO 1.2 – **Razões para dificuldades na detecção e no diagnóstico de cárie por cirurgiões-dentistas**

- Dificuldade em entender o processo saúde-doença, muitas vezes com desconhecimento dos conceitos atuais sobre cárie dentária (p. ex., epidemiologia, histologia, diagnóstico).
- Dificuldade em realizar uma avaliação de risco.
- Desconhecimento ou falta de capacitação para a utilização dos corretos sinais clínicos para a tomada de decisão.
- Formação acadêmica deficiente.

Fonte: Mialhe e Pereira.[14]

TABELA 1.2 – **Número de cáries diagnosticadas por dente, frequência acumulada e percentual representativo do dente acumulado em dois estudos realizados em Piracicaba/SP, em 2001 e 2005**

Dente	ESTUDO DE 2001			ESTUDO DE 2005		
	Absoluto	Acumulado	%	Absoluto	Acumulado	%
46	337	337	24,1	289	289	23,8
36	323	660	47,2	283	572	47,2
16	252	912	65,2	212	784	64,6
26	235	1.147	82,0	205	989	81,5
37	52	1.199	85,7	38	1.027	84,7
47	52	1.251	89,4	30	1.057	87,1

Fonte: Pereira e colaboradores.[12]

A concentração de lesões em dentes específicos (Tab. 1.2) acarreta a preocupação com determinadas escolhas na estratégia preventiva (p. ex., a observação e o controle, o uso de selantes ou de outro método), desde que sejam observadas as condições explicitadas anteriormente.

O QUE SIGNIFICA GRUPO DE POLARIZAÇÃO E QUAL SEU IMPACTO NO PLANEJAMENTO DA ESTRATÉGIA PREVENTIVA?

A formação dos grupos de polarização tem sido um fenômeno claro da diminuição da prevalência da cárie dentária na cidade de Bauru. Na Tabela 1.3, verifica-se que o percentual de crianças livres de cárie na idade de 12 anos aumentou de 0,4% em 1976 para 63,8% em 2006. O **coeficiente de Gini** foi calculado para a concentração da doença no grupo estudado e aumentou de 0,23 para 0,76%, demonstrando claramente a formação de um grupo mais vulnerável.

Coeficiente de Gini

Coeficiente usado para calcular a desigualdade para qualquer distribuição. Consiste em um número entre 0 e 1, onde 0 corresponde à completa igualdade e 1 corresponde à completa desigualdade.

TABELA 1.3 – **Prevalência de cárie em crianças de 12 anos de idade na cidade de Bauru/SP no período de 1976 a 2006**

	ANO DO ESTUDO (CPOD [DP])					
	1976 [9,89 (3,96)]	1998 [6,98 (3,80)]	1990 [4,30 (3,11)]	1995 [4,29 (3,44)]	2001 [1,53 (2,07)]	2006 [0,90 (1,53)]
Intervalo de confiança	9,41-10,37	6,57-7,40	3,93-4,67	3,94-4,63	1,25-1,81	0,74-1,07
Coeficiente de variação (%)	40,12	54,44	72,32	80,19	135,29	169,37
Mediana	10,00	6,00	4,00	4,00	1,00	0,00
Índice SiC*	14,34	11,42	7,74	8,06	3,89	2,63
Índice de cuidados [média (DP)]	31,9 (29,2)	57,4 (34,3)	68,7 (37,7)	50,5 (40,5)	66,4 (43,1)	56,3 (45,7)
Coeficiente de Gini	0,23	0,30	0,39	0,43	0,66	0,76
% livre de cáries	0,4	3,4	10,6	16,2	45,5	63,8

Fonte: Tagliaferro e colaboradores.[16]
* SiC, Significant Caries Indese.

Grupo de polarização

Concentração de uma determinada doença em uma pequena parcela da população estudada.

SAIBA MAIS

Estima-se que atualmente 80% das superfícies dentais cariadas estejam concentradas em cerca de 25 a 30% das crianças e adolescentes.[17,18]

O Significant Caries Index (SiC) foi introduzido a fim de chamar a atenção para os indivíduos com os maiores valores de cárie em cada população sob investigação. O SiC é calculado sobre um terço da população com a maior prevalência de cárie com base nos valores de CPOD. A partir disso, o CPOD médio para esse subgrupo é calculado. Esse valor é o Índice SiC. Concentrar a atenção nas crianças com escores mais altos de CPOD pode trazer ganhos significativos para a sociedade, pois oportuniza que ações específicas preventivas sejam implementadas. A relevância clínica dessa abordagem reside no fato de que crianças com alta prevalência de cárie dentária terão mais chances de serem adultos com cárie e exigirão tratamentos mais caros e complexos.[19]

COMO A VULNERABILIDADE SOCIAL AFETA A FORMAÇÃO DE ESTRATÉGIAS PREVENTIVAS?

Diante dos dados citados anteriormente, vale a pena tecer um comentário adicional sobre a questão da desigualdade social e a consequente importância dos fatores socioeconômicos para a explicação da distribuição da doença na população.

Segundo Cheachire,[20] a condição social tem sido considerada um importante determinante das condições de saúde bucal por muitos autores.[21-24] A associação entre classe social, cárie dentária e/ou doença periodontal também tem sido foco de estudos.[25-28] Adicionalmente, a vulnerabilidade parece estar relacionada com exposição ao risco e privação social.[22]

A renda foi apontada como indicador de risco, pois influencia vários aspectos relacionados à vida,[29] sendo também associada à cárie dentária.[30] Além da renda, pode-se ainda citar a escolaridade, a qual foi considerada indicador de risco para saúde, pois um nível mais alto de conhecimento possibilita hábitos mais saudáveis que favoreçam a saúde.[30] Tagliaferro e colaboradores[31] verificaram, após 7 anos de acompanhamento, que as variáveis escolaridade da mãe e experiência prévia de cárie foram estatisticamente associadas com incidência de cárie.

Dessa forma, um olhar crítico para as condições sociais de um indivíduo pode auxiliar tanto o clínico quanto o gestor a entender melhor o processo saúde doença. A compreensão desse processo, por sua vez, facilita a capacidade de identificar fatores determinantes para o aparecimento e o desenvolvimento de doenças em indivíduos.

PARA PENSAR

Um olhar crítico para as condições sociais de um indivíduo pode auxiliar o clínico e o gestor a entender melhor o processo saúde-doença.

COMO UTILIZAR A AVALIAÇÃO DE RISCO?

A avaliação de risco constitui outro fator relevante para uma gestão mais eficiente do cuidado. Essa avaliação é particularmente importante nos casos de incidência baixa, como é o caso da cárie dentária para boa parte dos municípios do Brasil. Com ela, podem-se justificar os recursos destinados à prevenção e ao tratamento de indivíduos de risco.[32,33]

A literatura aponta para a história passada de cárie como o principal preditor de risco para bebês, pré-escolares, escolares e adolescentes.[16] Além dessa, há outras variáveis importantes, tais como o nível socioeconômico, a presença de atividade da doença, a higiene bucal (qualidade e quantidade de biofilme), a dieta (consumo de açúcar) e a hipoplasia de esmalte.

Um maior detalhamento de diferentes instrumentos de avaliação de risco pode ser verificado no Capítulo 2 deste livro.

Em suma, parece óbvio pensar não somente quais os métodos preventivos devem ser empregados, mas também qual a melhor estratégia. Isso implica definir o momento e o método (ou conjunto de métodos) mais adequados e a quem devem ser destinados.

CONSIDERAÇÕES SOBRE A DECISÃO DA ESTRATÉGIA

A tomada de decisão para o controle de determinada doença faz o gestor ter de optar por um modelo de atenção que resulte no maior ganho para a sociedade. Portanto, no momento em que se decidir por determinada(s) intervenção(ões), ele deve avaliar se essa decisão, como estratégia de risco comum, acarretará benefício para um maior número possível de indivíduos. Além disso, deve julgar se, como estratégia para o grupo de risco, a avaliação econômica da estratégia escolhida será favorável.

Para discutir sobre o primeiro aspecto – estratégia de risco comum – é necessário recordar, embora brevemente, o modo de pensar dos gestores e dos acadêmicos de cada época, o que, evidentemente, influenciou os modelos de trabalho propostos.

A década de 1950 foi caracterizada pela **odontologia sanitária**. Esta, como modelo de assistência, propunha o trabalho organizado da comunidade, na comunidade e para a comunidade com o objetivo de se obter as melhores condições possíveis de saúde bucal, sendo o seu modelo de programação o **sistema incremental**.

SAIBA MAIS

A odontologia sanitária, que teve no Prof. Mário Chaves seu maior divulgador no Brasil, era fruto da forte influência da Public Health Dentistry norte-americana e britânica, as quais tiveram grande desenvolvimento nas décadas 1940 e 1950.[34]

O sistema incremental é um método de trabalho que visa ao completo atendimento de uma população dada, eliminando suas necessidades acumuladas e, posteriormente, mantendo-as sob controle, segundo critérios de prioridades quanto a idades e problemas.

Não é objetivo deste capítulo a discussão do sistema incremental, mas, apesar das críticas, ele se manteve como proposta quase exclusiva de assistência em odontologia, tendo como foco os escolares na faixa etária dos 7 aos 14 anos de idade. Essa proposta de programação perdurou por aproximadamente 40 anos.

Na década de 1970, o sistema de programação continuou sendo o incremental. Porém, nesse período, alguns aspectos devem ser ressaltados, como o desenvolvimento do conceito de equipe (técnico em saúde bucal e auxiliar de saúde bucal – TSB e ASB), a simplificação de técnicas e a ênfase na produção.

As décadas de 1980 e 1990, com a influência do desenvolvimento da cariologia, trouxeram novas propostas gerenciais, tais como a odontologia precoce (odontologia para bebês), o modelo de inversão da atenção e a odontogeriatria. Apesar do avanço em tecnologias e de soluções advindas do desenvolvimento científico, essas propostas não conseguiram estabelecer uma nova lógica de programação, pois se mantiveram como modelo de trabalho pautado pela dificuldade dos indivíduos em ter acesso à assistência.

Vale ressaltar que, embora críticas tenham sido formuladas, a operacionalização disso foi baseada no sistema incremental, tendo a prática restauradora como base na assistência e, na estratégia preventiva, a fluoretação das águas de abastecimento público. Apesar das diferentes propostas, os outros modelos não conseguiram superar o problema da exclusão no acesso ao tratamento.

É importante destacar dois fatores que contribuíram para a mudança da forma de pensar nos modelos de atenção em odontologia. O primeiro fator foi o político, pois, com o advento e a consolidação do SUS, o gestor viu-se obrigado a uma nova postura. Ou seja, uma vez que a saúde constituía um direito do cidadão e um dever do Estado, este deveria desenvolver um sistema de trabalho, respeitando as características locais, que proporcionasse o acesso ao sistema (universalidade) e à justiça social (equidade) e que fosse resolutivo (integralidade).

O segundo fator importante (ou conjunto de fatores) ocorrido na década de 1990, no campo da política pública em saúde, refere-se à implantação dos procedimentos preventivos: a valorização da fluoretação da água de abastecimento público e a massificação dos dentifrícios fluoretados, que foram responsáveis pela diminuição da prevalência de cárie dentária na população infantil.

Finalmente, a partir de 2000, um modelo baseado na incorporação da odontologia na atenção básica de serviços, especialmente a Estratégia Saúde da Família (ESF), trouxe novas possibilidades de abordagens e de estruturação do processo do trabalho devido às características como o **vínculo da equipe**, o **acolhimento do usuário**, a **territorialização** e o **trabalho multiprofissional**. Essa estratégia oportunizou ações voltadas à promoção da qualidade de vida por meio da prevenção, da promoção e da recuperação da saúde.[35]

Contudo, cabe um questionamento: a mudança do modelo de atenção traz melhores indicadores de saúde oral? Embora esse tema ainda seja foco de discussão acadêmica, alguns estudos têm apresentado dados positivos do impacto nos indicadores de saúde,[36-40] e outros não encontraram diferenças em relação ao modelo de gestão tradicional.[41,42]

Esses resultados mostram-se contraditórios ao se considerar que essa estratégia permite identificar os usuários de maior risco social e biológico (utilizando recursos epidemiológicos) e priorizá-los, seja no trabalho clínico ou na atuação preventiva dentro de grupos focais. Diante disso, cabe outro questionamento: esse fenômeno estaria relacionado ao processo de trabalho ou ao modelo de atenção?

A resposta mais adequada parece ser a questão do processo de trabalho, especialmente a que se relaciona à organização da demanda. Há uma heterogeneidade de experiências de processos de trabalho dentro de Unidades de Saúde da Família, observando-se que os gestores têm dificuldades em trabalhar em uma sistemática que envolva demanda organizada e propicie condições para uma busca ativa de problemas, os quais, quando solucionados, podem diminuir as necessidades acumuladas e contribuir para uma saúde bucal mais resolutiva.

-Nesse modelo de organização, deve ser equacionada a questão de núcleo de abordagem (família, indivíduo, portadores de doenças crônicas, grupo específico), a vulnerabilidade/risco e a utilização de todos os espaços sociais para atividades clínicas, preventivas e de educação para a saúde. Assim, a utilização da epidemiologia na identificação de usuários de risco e a possibilidade de abordá-los em ambientes sociais são ferramentas úteis que seguem os princípios do SUS. Portanto, indivíduos classificados como de alto risco social/biológico podem ser tratados na clínica individualmente e abordados com procedimentos preventivos/educativos em espaços sociais.

Deve-se destacar que, paralelamente a uma nova organização da demanda, a qual possibilitará que mais indivíduos tenham acesso ao sistema de saúde, duas análises são igualmente importantes para o processo de trabalho: a **avaliação da estrutura disponível** e a **capacitação estratégica da equipe**.

SAIBA MAIS

A definição de uma política na área social foi muito importante, pois obrigou o desenvolvimento de modelos que permitissem expandir o acesso ao sistema, o trabalho multiprofissional e o conhecimento do território de atuação.

SAIBA MAIS

Lei Orgânica da Saúde[43]
Art. 7º - As ações e serviços públicos de saúde (...) que integram o Sistema Único de Saúde (SUS) são desenvolvidos de acordo com as diretrizes previstas no art. 198 da Constituição Federal, obedecendo ainda aos seguintes princípios:
(...)
VII – utilização da epidemiologia para o estabelecimento de prioridades, a alocação de recursos e a orientação programática.

A avaliação da estrutura disponível (recursos humanos, estrutura física, equipamentos e materiais) serve para decidir sobre a melhor abordagem e as prioridades da demanda. A capacitação estratégica, por sua vez, é importante, pois, dependendo das prioridades da demanda, dos recursos disponíveis e da relação custo-efetividade, o desenvolvimento de capacitações será essencial para a resolutividade dos casos.

O outro conjunto de fatores importantes ocorridos na década de 90 refere-se, no campo da política pública em saúde, à implantação dos procedimentos preventivos, à valorização da fluoretação da água de abastecimento público e à massificação dos dentifrícios fluoretados, fatores estes responsáveis pela diminuição da prevalência de cárie dentária na população infantil.

Avaliação econômica em saúde

Processo pelo qual os custos de programas, sistemas, serviços ou atividades de saúde são comparados com outras alternativas e suas consequências, verificando se ocorreu melhoria na atenção à saúde ou utilização mais adequada dos recursos.[44]

O gestor deve ainda avaliar se está obtendo o melhor benefício possível dos recursos utilizados. Esse tipo de avaliação – **avaliação econômica em saúde** – é utilizado para orientar a eficiência do sistema e pode ser analisado por meio do custo-efetividade e do custo-benefício. A avaliação econômica é um importante instrumento para a tomada de decisão quanto à alocação de recursos, visando à maior eficiência e ao melhor impacto na sua utilização.[44]

A análise do custo-efetividade é a mais frequentemente encontrada na literatura e caracteriza-se por utilizar o parâmetro clínico para mensurar o potencial ganho ou não em saúde.[44] A avaliação do custo-benefício mede os custos e o benefício de um método de intervenção em termos de uma mesma unidade, geralmente uma unidade monetária.[44] A vantagem da utilização econômica do tipo custo-efetividade reside no fato de haver muitos dados disponíveis na literatura sobre o ganho em saúde em razão das intervenções tecnológicas, havendo como limitação da análise a avaliação parcial do paciente (não incorpora valores do paciente) e a não comparação de novas intervenções para doenças distintas.[46]

Avaliação tecnológica em saúde

Subsídio técnico para mecanismos de regulação do ciclo de vida das tecnologias, em suas diferentes fases, por meio de atividades como as de registro e as associadas ao financiamento de sua utilização.[45]

A análise de custo-efetividade tem como objetivos:

- planejar as atividades;
- definir prioridades; e
- definir a melhor estratégia em relação ao custo.[44]

Do ponto de vista das organizações de saúde, a análise custo-efetividade pode trazer benefícios, pois controla os processos e resultados e a qualidade a partir de procedimentos padronizados.[47]

Trade-off

Situação em que há um conflito de escolha, caracterizado em uma avaliação econômica, pois visa à resolução de um problema, mas acarreta outro. Ocorre quando se abre mão de algum bem ou serviço para se obter outro bem ou serviço distinto.

Profissionais da área médica não utilizam análises de custo-efetividade pelo fato de que não foram treinados para refletir sobre os ***trade-offs***. Além disso, os gestores não têm recomendação explícita para seu uso, já que a administração teria outros processos para o gerenciamento. Desse modo, essas análises podem ser consideradas meros recursos tecnocráticos.[48]

O dilema a que está submetido o gestor nessa situação pode ser observado na Figura 1.1. Nos quadrantes A e C, a avaliação é óbvia, pois o gestor se depara com uma situação em que ocorre um ganho em saúde com diminuição de custo (A) ou uma diminuição do ganho

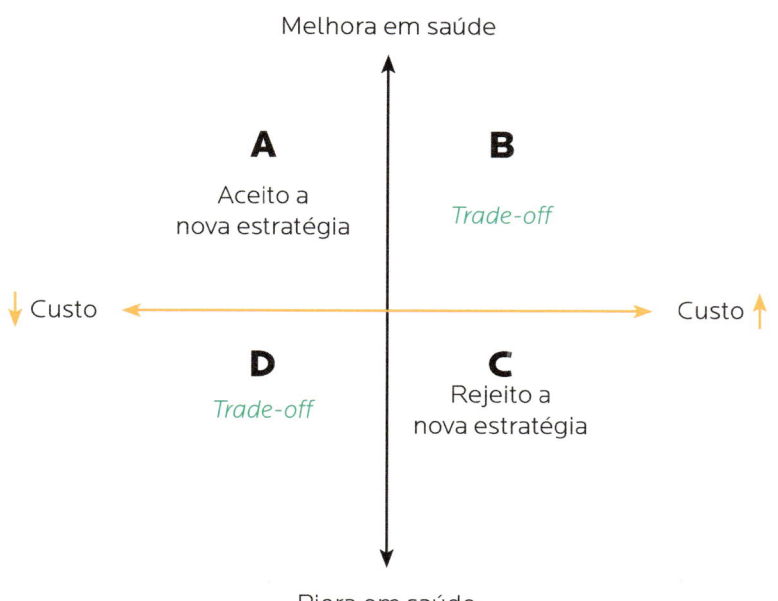

Figura 1.1 – Esquema de tomada de decisão do gestor em situação conflituosa.

em saúde com aumento do custo (C). O *trade-off* ocorre em B e D, pois será necessário avaliar até que ponto é vantajoso uma melhora na saúde, mesmo associada a um aumento dos custos (B), ou vice-versa (D). Considerando a dificuldade de recursos, os estudos de avaliação econômica das estratégias em saúde devem ganhar espaço na literatura, pois envolvem a discussão dos ganhos econômicos da sociedade, seja pelo fato de o trabalhador não faltar ao serviço por problema de doença ou de acesso ao serviço de saúde, seja pela possibilidade de liberar recursos para apoiar outros programas.

Dessa forma, tendo em vista todo o arsenal de informações clínicas e epidemiológicas deste capítulo, poderíamos pensar que os dentifrícios e a água fluoretada são os métodos de uso coletivo de flúor mais custo-efetivos.

Como estratégia de risco, poderíamos considerar os selantes de fissuras, aplicados em um período não maior que 2 anos após a erupção, haja vista atuarem nas superfícies de maior risco e incidência da doença, especialmente nos indivíduos do grupo de polarização. Ademais, outros métodos poderiam ser utilizados em pacientes de risco com grande atividade da doença (p. ex., aplicações tópicas de flúor, vernizes e bochechos com suas corretas indicações). Todavia, o que se observa é que os pacientes de alto risco, especialmente em áreas de baixa prevalência de cárie, requerem cuidados especiais, o que exalta a importância da educação em saúde, indispensável para a incorporação e a mudança de comportamentos e atitudes em saúde bucal.

LEMBRETE

A discussão sobre metodologias de análise econômica em saúde desperta para a compreensão desse processo e para como esse recurso pode ajudar a desenvolver um sistema mais efetivo.

LEMBRETE

A educação em saúde é fundamental para a incorporação e a mudança de comportamentos e atitudes em saúde bucal.

COMO TOMAR A DECISÃO?

O gestor ou o clínico deve considerar o perfil epidemiológico da população, checando tendências e características, a distribuição das doenças em saúde bucal, bem como os fatores de risco social e biológico. Devem-se levar em consideração também o modelo de gestão e o processo de trabalho. Essas informações ajudarão na elaboração de políticas locais e, especificamente, na definição das melhores estratégias de implementação de métodos preventivos e educacionais pautados na relação custo-efetividade.

Aspectos preventivos da cárie e da fluorose dentária

2

Naiara de Paula Ferreira
Antonio Carlos Pereira

INTRODUÇÃO

Foi a partir da doença cárie dentária que a profissão de cirurgião-dentista se desenvolveu e se consolidou. Mas, mesmo com todo o conhecimento que se tem atualmente sobre essa doença, ela ainda é um problema de saúde pública. É causa comum de morbidade, embora existam meios eficazes de controle e de prevenção. Tais meios, porém, não têm sido utilizados adequadamente, permanecendo o problema da cárie a necessitar de muita atenção.

O flúor é a principal arma de combate à cárie dentária. A utilização de produtos fluoretados de uso odontológico, por sua vez, promoveu um declínio da cárie, observado a partir do final do século passado. Esses produtos, em contrapartida, apresentam como único efeito colateral a fluorose dentária. Apesar de ainda não ser considerada problema de saúde pública, este capítulo considera sua existência e aponta possibilidades para seu controle.

Assim, objetiva-se realizar uma discussão sobre a cárie dentária, explicitando o contexto de entendimento da doença ao longo do tempo, o conhecimento atual, os meios e as estratégias de prevenção e de atuação sobre a doença. Por fim, são discutidos os riscos assumidos para seu controle – sobretudo o da fluorose – e as maneiras de minimizá-los.

OBJETIVOS DE APRENDIZAGEM

- Apresentar as condições para o desenvolvimento da cárie dentária
- Esboçar diferentes formas de se fazer a avaliação de risco da cárie
- Discutir os diversos modos de utilização de produtos fluoretados em odontologia
- Debater sobre os efeitos colaterais das medidas preventivas contra a cárie, com destaque para a fluorose dentária

CÁRIE DENTÁRIA

A cárie dentária continua sendo um dos problemas mais prevalentes em saúde bucal, muito embora seus mecanismos de desenvolvimento

> **LEMBRETE**
>
> A cárie é a principal causa da perda de dentes no Brasil.

e de prevenção sejam bem conhecidos. No Brasil, há um quadro de saúde bucal preocupante, no qual coexistem cerca de 240 mil cirurgiões-dentistas[1] e mais de 20 milhões de edêntulos[2], cuja maioria perdeu seus dentes com a doença cárie.

EVOLUÇÃO DO CONCEITO DA CÁRIE

Desde a década de 1960, observa-se declínio da cárie dentária em nível mundial. Inicialmente, esse fato foi atribuído à incorporação de íon flúor (fluoreto) às águas de abastecimento público. Naquele momento, passava-se a acreditar na necessidade de ingestão de fluoretos no período em que os dentes eram formados. Essa crença, entretanto, se mostrou infundada no transcorrer da evolução de conhecimento da cariologia.

> **ATENÇÃO**
>
> Apenas o uso tópico de fluoretos tem efeito no controle da cárie.

A partir da década de 1980, também foi observado o declínio da cárie em países desenvolvidos que não utilizavam água de abastecimento fluoretada. Isso foi possível graças ao uso de fluoretos por outros meios, como os dentifrícios, já favorecendo a tese de que seu efeito no controle da doença não é sistêmico, mas sim tópico.

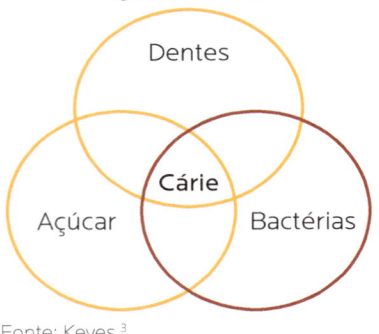

Figura 2.1 – Tríade de Keyes.
Fonte: Keyes.[3]

Diversas conceituações surgiram acerca da doença cárie e pautaram-se, basicamente, nos seus fatores etiológicos. Embora inicialmente remetessem às teorias microbiológicas e/ou quimioparasitárias, a conceituação mais marcante delas data de 1962 e foi proposta por Paul Keyes. Trata-se de um conceito simplista que considera três fatores: hospedeiro (dente), microbiota (bactérias) e dieta (açúcar). Por esse motivo, é conhecida por Tríade de Keyes,[3] ilustrada na Figura 2.1.

O reducionismo dessa conceituação implica a concepção errônea de que o controle de apenas um dos fatores seria suficiente para evitar a doença. É evidente que, na ausência de dentes, não há cárie; contudo, torna-se biologicamente impossível uma boca sem microrganismos.

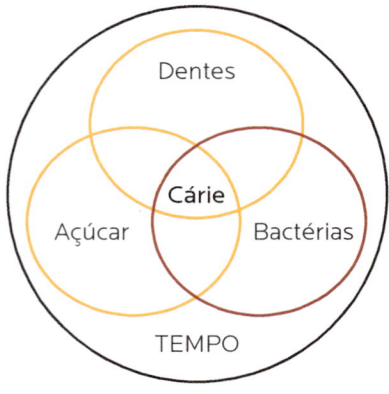

Figura 2.2 – Tríade de Keyes modificada.
Fonte: Keyes.[3]

Quase 20 anos depois, em uma tentativa de expandir a compreensão da doença a partir da Tríade de Keyes, Newbrum[4] propôs uma modificação inserindo um quarto círculo representativo do tempo (Fig. 2.2). O objetivo era indicar a cárie como doença crônica, que se desenvolve pela interação dos três fatores ao longo do tempo. Esse conceito ainda é reducionista e pouco a mais explica do processo da doença.

As discussões sobre a cárie dentária continuaram ao longo dos anos. Os fatores sociais envolvidos na doença passaram a ser considerados, elucidando a importância da contextualização da inserção socioeconômico e cultural dos indivíduos em detrimento das explicações unicamente restritivas das tríades citadas.

Na década de 1990, Fejerskov e Manji[5] propuseram a criação de mais círculos em um único esquema a fim de englobar os determinantes sociais da doença (Fig. 2.3). Entretanto, embora a iniciativa tenha sido muito pertinente no que diz respeito à incorporação do componente social da cárie dentária, o diagrama ilustrou uma doença multifatorial bastante complexa, de modo que parecia impossível seu controle.

Saúde Coletiva: Métodos Preventivos para Doenças Bucais

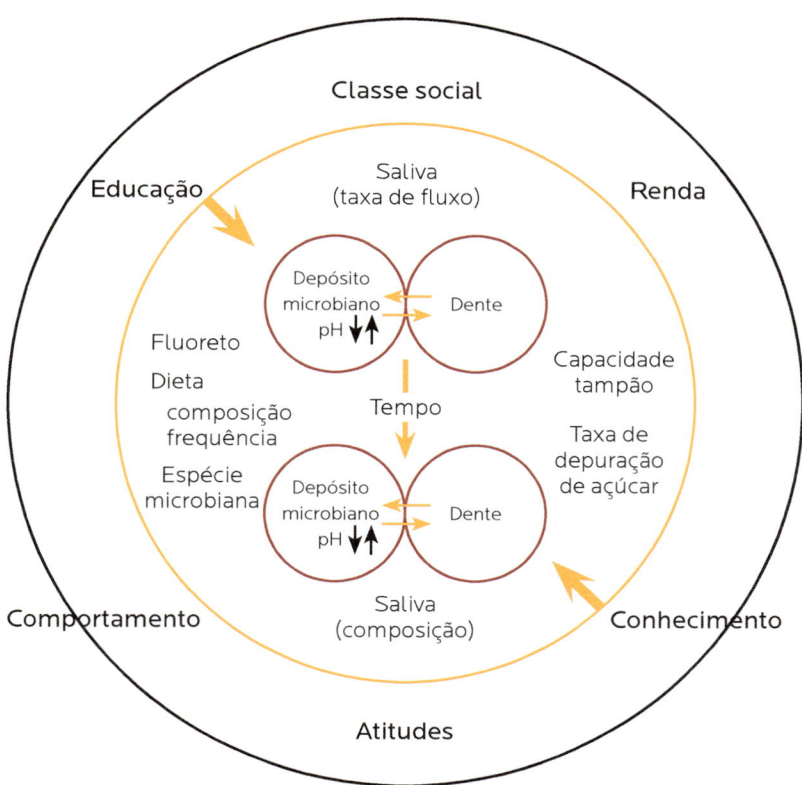

Figura 2.3 – Diagrama multifatorial (cárie como doença complexa).
Fonte: Adaptada de Fejerskov e Manji.[5]

Dessa forma, considerando todo o avanço científico vivenciado, sobretudo, nas últimas décadas, conceitua-se a cárie dentária como doença multifatorial que engloba fatores necessários (acúmulo de biofilme), determinantes (negativo: exposição a açúcares; positivo: exposição a fluoretos) e moduladores (biológico: saliva; social: contexto socioeconômico cultural de inserção dos indivíduos). Para o controle da doença, devem-se considerar tais fatores (Fig. 2.4) e buscar meios de agir sobre eles, a partir de seu entendimento.

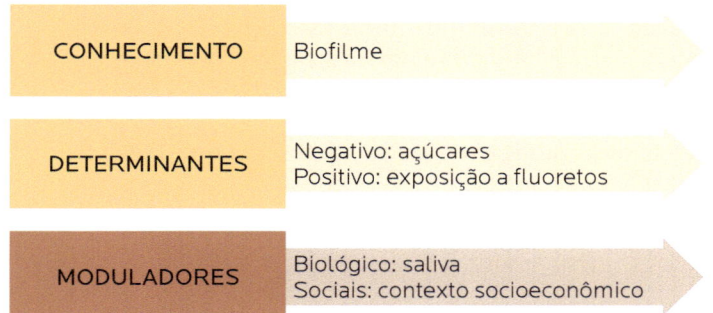

Figura 2.4 – Fatores relacionados à cárie dentária.

A CÁRIE E O CONTEXTO SOCIAL

No que diz respeito ao contexto social dos indivíduos, esperam-se políticas integrativas amplas que considerem a educação como estratégia para promoção da saúde. São necessárias também condições

> **PARA PENSAR**
>
> É indispensável que haja melhores condições sociais para o combate à cárie se tornar eficaz.

> **ATENÇÃO**
>
> A polarização da cárie denota a existência de dois polos: em um deles, há ausência da doença; no outro, há grande quantidade de casos em um grupo de poucos indivíduos.

adequadas de moradia, alimentação, saneamento e empregabilidade. Têm sido observados dois fenômenos interessantes relacionados à cárie que poderiam ser sanados com a atenção ao contexto social citado: polarização e iniquidades da doença.

Apesar de ser notória a diminuição da prevalência da cárie nas populações, houve uma alteração no padrão de distribuição da doença, fato caracterizado por índices elevados da doença em alguns grupos populacionais. Esse fenômeno, chamado de polarização, pode estar refletindo medidas de controle da cárie embasadas em estratégias populacionais,[6] que acabam por privilegiar alguns grupos em detrimentos de outros.

Há uma concentração da doença e da necessidade de seu tratamento em uma parcela pequena da população,[7,8] o que caracteriza um padrão específico de cárie a ser estudado. Esse padrão específico difere do padrão de entendimento da cronologia de uma doença humana qualquer – que surge em determinado momento histórico na população, espalha-se com grande intensidade em razão da suscetibilidade dos indivíduos para tal, torna-se epidêmica (pandêmica se de baixa severidade) e, por fim, endêmica, até sua erradicação, quando possível.

A possível expressão desse quadro como polarização pode, também, ter explicação no fenômeno da iniquidade. O acometimento desigual da cárie dentária entre os indivíduos decorre "[...] não apenas de variações biológicas inevitáveis, mas também das diferenças que têm origem na ordem social onde estão inseridos [...]",[9] expressando um novo padrão do processo saúde-doença.

A propósito, a condição social tem sido considerada um importante determinante das condições de saúde bucal por muitos autores.[9-13] A associação entre classe social, cárie dentária e/ou doença periodontal também tem sido foco de investigações.[14-17] Adicionalmente, a vulnerabilidade parece estar relacionada à exposição ao risco e à privação social.[10]

Aspectos sociais foram associados a problemas de saúde geral e de saúde bucal.[18-21] Nesse sentido, torna-se necessário que as estratégias de atuação contra a doença sejam direcionadas aos grupos que mais necessitam. Esse fato, além de constituir-se como princípio da equidade, um dos pilares doutrinários do sistema de saúde do País, constitui-se na abordagem mais eficiente no combate à cárie dentária diante da realidade socioeconômica encontrada.

AVALIAÇÃO DE RISCOS DA CÁRIE

A avaliação de risco aparece como outro importante fator para uma melhor gestão do cuidado. Essa avaliação parece particularmente importante quando se verifica uma incidência relativamente baixa ($\leq 25\%$) da doença, como é o caso da cárie dentária para boa parte dos municípios no Brasil. Assim, é possível justificar os recursos destinados à identificação de indivíduos de risco.[22,23]

Diversas tentativas surgiram visando otimizar a classificação de risco dos indivíduos. Porém, como todo instrumento, os protocolos propostos apresentam limitações e características específicas das populações para as quais foram desenvolvidos. Portanto, devem ser vistos/utilizados com cautela, considerando a realidade da população local a ser classificada.

A American Academy of Pediatric Dentistry (AAPD – Academia Americana de Odontopediatria)[24] propôs, em 2002, o uso da Caries-risk Assessment Tool (CAT), uma ferramenta de avaliação de risco que pode ser utilizada para bebês, crianças e adolescentes. A revisão mais substancial do instrumento foi feita em 2006, quando foram incorporadas evidências médicas e odontológicas. O instrumento é subdivido em história pregressa (relatada por pais ou cuidadores da criança), avaliação clínica (exame da boca, feito pelo profissional) e avaliação suplementar (exames complementares).

Após as revisões de 2010 e 2011, o instrumento foi nomeado como Caries-risk Assessment Form (CAF –Formulário de Avaliação de Risco para Cárie) e foi direcionado para três grupos: 0 a 3 anos (que pode ser realizado por profissionais não dentistas), 0 a 5 anos (Tab. 2.1) e maiores que 6 anos (Tab. 2.2).

> **LEMBRETE**
>
> CAT é uma ferramenta de avaliação de risco desenvolvida pela American Academy of Pediatric Dentistry que pode ser utilizada para bebês, crianças e adolescentes.

TABELA 2.1 – Formulário de Avaliação de Risco para Cárie para crianças de 0 a 5 anos

FATORES	ALTO RISCO	RISCO MODERADO	PROTETORES
Biológicos			
A mãe/cuidadora apresenta cárie ativa.	SIM		
O pai/cuidador tem baixo nível socioeconômico.	SIM		
A criança faz mais de três refeições ou lanches por dia com bebidas açucaradas.	SIM		
A criança é colocada na cama com mamadeira que contém açúcar intrínseco ou adicionado.	SIM		
A criança tem necessidades especiais de saúde.		SIM	
A criança é recém-imigrante.		SIM	
Protetores			
A criança utiliza água potável otimamente fluoretada ou suplementos de flúor.			SIM
A criança tem dentes escovados diariamente com dentifrício fluoretado.			SIM
A criança recebe aplicação tópica de flúor por profissional de saúde.			SIM
A criança tem cuidados de saúde bucal regularmente em sua casa.			SIM
Dados clínicos			
A criança tem mais de 1 dente (ou superfície) cariado/perdido/obturado.	SIM		
A criança tem lesão ativa de mancha branca ou defeitos de esmalte.	SIM		
A criança tem níveis elevados de *Streptococcus mutans*.	SIM		
A criança tem placa sobre os dentes.		SIM	

Fonte: American Academy of Pediatric Dentistry.[24]

TABELA 2.2 — Formulário de Avaliação de Risco para Cárie para crianças maiores que 6 anos

FATORES	ALTO RISCO	RISCO MODERADO	PROTETORES
Biológicos			
A criança possui baixo nível socioeconômico.	SIM		
A criança faz mais de três refeições ou lanches por dia com bebidas açucaradas.	SIM		
A criança tem necessidades especiais de saúde.		SIM	
A criança é recém-imigrante.		SIM	
Protetores			
A criança utiliza água potável otimamente fluoretada ou suplementos de flúor.			SIM
A criança escova seus dentes diariamente com dentifrício fluoretado.			SIM
A criança recebe aplicação tópica de flúor por profissional de saúde.			SIM
Há medidas adicionais (p. ex., xilitol, antimicrobianos).			SIM
A criança tem cuidados de saúde bucal regularmente em sua casa.			SIM
Dados clínicos			
A criança tem uma ou mais lesões interproximais.	SIM		
A criança tem lesão ativa de mancha branca ou defeitos e esmalte.	SIM		
A criança tem baixo fluxo salivar.	SIM		
A criança tem restaurações defeituosas.	SIM		
A criança tem níveis elevados de *Streptococcus mutans*.		SIM	
A criança utiliza aparelhos ortodônticos.		SIM	

Fonte: American Academy of Pediatric Dentistry.[24]

A classificação pela CAF é simples: destaca-se no quadro a resposta relativa a cada indicador de risco. A classificação do paciente pode ser de **baixo risco**, se não houver nenhum indicador de riscos alto ou moderado; **risco moderado**, se apresentar pelo menos um indicador de risco moderado e nenhum indicador de alto risco; ou **alto risco** de cárie, se tiver pelo menos um indicador de alto risco.

A American Dental Association (ADA)[25] elaborou protocolos de avaliação de risco contemplando aspectos de saúde bucal e saúde geral, sendo um para crianças menores de 6 anos (Tab. 2.3) e outro para as demais faixas etárias (Tab. 2.4).

O profissional deve pontuar no formulário escores de 0,1 ou 10, e o paciente tem seu risco para cárie classificado em baixo (pontuação total igual a zero), moderado (pontuação entre 1 e 10) e alto (pontuação mínima de 10). Quando um fator não é determinado ou aplicado ao paciente, é pontuado como zero.

Um protocolo bastante utilizado no Brasil foi proposto pela Secretaria de Estado da Saúde de São Paulo (SES-SP) e baseou-se nas condições de saúde bucal do indivíduo (Tab. 2.5), classificando-o em baixo, moderado ou alto risco.[26]

TABELA 2.3 – Formulário para avaliação de risco de cárie em crianças de 0 a 6 anos

	BAIXO RISCO (0)	RISCO MODERADO (1)	ALTO RISCO (10)	RISCO DO PACIENTE
Condições contribuidoras				
I. Exposição a fluoreto (água de abastecimento, suplementos, aplicação profissional, dentifrício)	Sim	Não		
II. Alimentos/bebidas doces ou com amido (incluindo suco, refrigerante, energéticos, xaropes medicinais)	Principalmente nas refeições	Frequente ou exposição prolongada entre as refeições/dia	Mamadeira/copo contendo líquido que não seja água antes de dormir	
III. Elegível para os programas do governo	Não		Sim	
IV. Experiência de cárie da mãe, responsável e/ou irmãos	Nenhuma lesão de cárie nos últimos 24 meses	Lesão de cárie nos últimos 7-23 meses	Lesão de cárie nos últimos 6 meses	
V. Cuidados odontológicos primários	Sim	Não		
Condição de saúde geral				
I. Necessidades de saúde especiais (Pacientes com deficiências de desenvolvimento, física ou mental que limitam a performance de cuidados de saúde bucal adequada)	Não		Sim	
Condições clínicas				
I. Evidência visual ou radiográfica de restaurações ou lesões de cárie cavitadas	Nenhuma lesão de cárie ou restauração nos últimos 24 meses		Lesões de cárie ou restaurações nos últimos 24 meses	
II. Lesões de cárie não cavitadas (incipientes)	Nenhuma nova lesão nos últimos 24 meses		Novas lesões nos últimos 24 meses	
III. Dentes perdidos por cárie	Não		Sim	
IV. Placa visível	Não	Sim		
V. Aparelho ortodôntico presente (fixo ou removível)	Não	Sim		
VI. Fluxo salivar	Visualmente adequado		Visualmente inadequado	
TOTAL:				

Fonte: American Dental Association.[25]

TABELA 2.4 – Formulário para avaliação de risco de cárie em crianças maiores que 6 anos

	BAIXO RISCO (0)	RISCO MODERADO (1)	ALTO RISCO (10)	RISCO DO PACIENTE
Condições contribuidoras				
I. Exposição a fluoreto (água de abastecimento, suplementos, aplicação profissional, dentifrício)	Sim	Não		
II. Alimentos/bebidas doces ou com amido (incluindo suco, refrigerantes, energéticos, xaropes medicinais)	Principalmente nas refeições		Frequente ou exposição prolongada entre as refeições/dia	
III. Experiência de cárie da mãe, responsável e/ou irmãos (para pacientes de 6-14 anos)	Nenhuma lesão de cárie nos últimos 24 meses	Lesão de cárie nos últimos 7-23 meses	Lesão de cárie nos últimos 6 meses	
IV. Cuidados odontológicos primários	Sim	Não		
Condição de saúde geral				
I. Necessidades de saúde especiais (Pacientes com deficiências de desenvolvimento, física ou mental que limitam a performance de cuidados de saúde bucal adequada)	Não	Sim (>14 anos)	Sim (6-14 anos)	
II. Quimio/radioterapia	Não		Sim	
III. Distúrbios alimentares	Não	Sim		
IV. Uso de fumo de mascar	Não	Sim		
V. Medicações que reduzem fluxo salivar	Não	Sim		
VI. Abuso de drogas/álcool	Não	Sim		
Condições clínicas				
I. Evidência visual ou radiográfica de restaurações ou lesões de cárie cavitadas	Nenhuma nova lesão de cárie ou restauração nos últimos 36 meses	1 ou 2 novas lesões de cárie ou restaurações nos últimos 36 meses	3 ou mais lesões de cárie ou restaurações nos últimos 36 meses	
II. Dentes perdidos por cárie nos últimos 36 meses	Não		Sim	
III. Placa visível	Não	Sim		
IV. Morfologia dental incomum (que comprometa a higiene bucal)	Não	Sim		
V. Restaurações interproximais (1 ou mais)	Não	Sim		
VI. Presença de superfícies radiculares expostas	Não	Sim		
VII. Restaurações com sobrecontorno e/ou com margens abertas; contatos abertos com acúmulo de alimentos	Não	Sim		
VIII. Aparelho ortodôntico presente (fixo ou removível)	Não	Sim		
IX. Xerostomia	Não		Sim	
TOTAL:				

Fonte: American Dental Association.[25]

TABELA 2.5 – **Classificação de risco de cárie dentária e critérios para inclusão segundo a situação individual**

CLASSIFICAÇÃO	GRUPO	SITUAÇÃO INDIVIDUAL
Baixo risco	A	Ausência de lesão de cárie, sem placa, sem gengivite e/ou sem mancha branca ativa
Risco moderado	B	História de dente restaurado, sem placa, sem gengivite e/ou sem mancha branca ativa
	C	Uma ou mais cavidades em situação de lesão de cárie crônica, mas sem placa, sem gengivite e/ou sem mancha branca ativa
Alto risco	D	Ausência de lesão de cárie e/ou dente restaurado, mas com presença de placa, de gengivite e/ou de mancha branca ativa
	E	Uma ou mais cavidades em situação de lesão de cárie aguda
	F	Presença de dor e/ou abscesso

Fonte: São Paulo.[26]

FORMAÇÃO DA CÁRIE E FORMAS DE COMBATE

Em relação ao fator necessário da doença, sempre haverá formação de biofilme sobre os dentes. Diversos são os microrganismos relacionados à dinâmica de desenvolvimento da cárie dentária, sendo os principais os *Lactobacillus* sp. e os estreptococos do grupo *mutans* – ambos microrganismos **naturalmente inerentes** à cavidade oral. Esses microrganismos são encontrados em maior quantidade nos indivíduos que consomem uma dieta rica em açúcares.

Além disso, quando há exposição do biofilme dental a açúcares fermentáveis (especialmente à sacarose), ocorre a produção de ácidos pelas bactérias, o que leva à diminuição do pH na interface dente-biofilme. Com a queda do pH, há tendência de dissolução do mineral do dente (desmineralização), na tentativa de se estabelecer o equilíbrio físico-químico na cavidade oral. Esse evento é seguido por um período de retorno do pH à neutralidade e pela consequente precipitação de minerais na estrutura dental (remineralização). Quando os ciclos de des/remineralização não estão equilibrados, ou seja, quando há predomínio da desmineralização, as lesões de cárie vão progressivamente se desenvolvendo, até a formação de manchas brancas e, posteriormente, de cavidades.[27]

> **ATENÇÃO**
>
> Os microrganismos podem ser transmitidos entre as pessoas por meio de contato direto boca a boca ou de objetos "contaminados". Entretanto, a transmissibilidade reporta-se apenas aos microrganismos, e não à doença cárie. Esta não é transmissível.

Por que a sacarose é considerada o carboidrato mais cariogênico?

A presença de uma ligação glicosídica atípica na sacarose promove, no momento de sua metabolização, maior liberação de energia. Por sua vez, essa energia é utilizada na produção de polissacarídeos extracelulares, os quais levam a quedas mais acentuadas de pH na interface dente/biofilme.

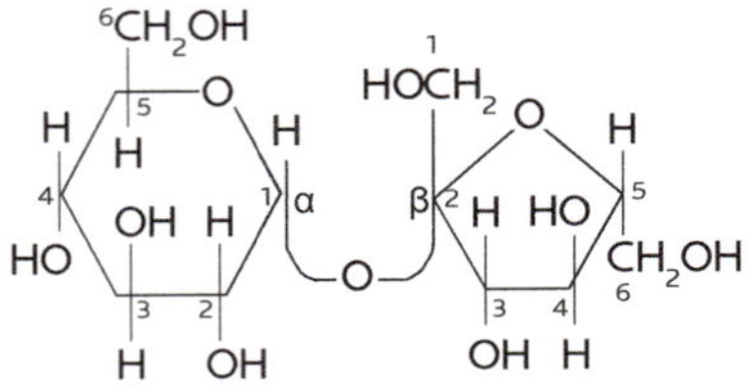

Figura 2.5 – Ligação glicosídica atípica.

LEMBRETE

A saliva desempenha um importante papel na saúde, desde a homeostasia da população microbiana no meio bucal até a manutenção da integridade da estrutura mineral dos dentes.[30]

O fluoreto, principal agente atuante no processo de cárie dentária, é capaz de ativar a precipitação dos minerais que são perdidos pela estrutura dental (por isso, é considerado fator determinante positivo no desenvolvimento da cárie). Ele possui alta afinidade pelos íons cálcio e fosfato – presentes naturalmente na saliva e no fluido do biofilme –, que se precipitam nos dentes na forma do mineral fluorapatita.

Quando disponível na cavidade oral, o fluoreto é capaz de repor parte dos minerais que foram perdidos durante a produção de ácidos no biofilme, reduzindo a desmineralização. Além disso, quando o pH do biofilme retorna a níveis acima do crítico para dissolução dos minerais do dente, ou quando o biofilme é removido pela escovação (por ação mecânica), o fluoreto presente no biofilme ou na saliva promove a reposição dos minerais que foram perdidos durante os desafios cariogênicos, ativando a remineralização.[28]

O fluoreto não é capaz de impedir totalmente a perda mineral, porque a reposição mineral nunca é total. Porém, sua presença na cavidade oral diminui a desmineralização e aumenta a remineralização, o que promove uma grande desaceleração no desenvolvimento da doença.

Ressalta-se que o mecanismo de ação do fluoreto é essencialmente local. Assim, mesmo o fluoreto utilizado de forma "sistêmica" (p. ex., o que ocorre mediante o consumo de água fluoretada), tem efeito local quando o íon retorna para a cavidade oral pela secreção salivar.

A propósito, a saliva é o menos conhecido e o menos valorizado de todos os fluidos do organismo humano,[29,30] embora auxilie desde a homeostasia da população microbiana no meio bucal até a manutenção da integridade da estrutura mineral dos dentes,[31] tendo papel modulador na instalação e na progressão da doença cárie. A manutenção da saúde bucal pela saliva é função direta do fluxo salivar, o qual apresenta propriedades de limpeza (*clearance*), ação tamponante e remineralizante na cavidade oral.

Na presença de açúcares fermentáveis, há produção de ácidos a partir do metabolismo das bactérias do biofilme, resultando na variação de pH descrita pela curva de Stephan.[31] A manutenção de valores baixos de pH do biofilme seleciona bactérias acidúricas e acidogênicas, como *Streptococcus mutans* e lactobacilos.

A saliva evita que o pH decresça a níveis críticos quando há produção de ácidos a partir do metabolismo das bactérias mediante açúcares fermentáveis e também faz com que esse pH volte ao normal mais rapidamente. Esses efeitos são devidos à capacidade tamponante da saliva, que neutraliza os ácidos do biofilme e dilui o açúcar e o ácido produzidos pelo seu metabolismo.

Além disso, a saliva contém íons cálcio e fosfato, que fazem parte da estrutura mineral dos dentes, e a concentração desses íons na saliva é superior ao produto de solubilidade do mineral. Por essa razão, além de evitar a dissolução dos dentes, a saliva tem tendência de remineralizar pequenas perdas minerais que ocorrem constantemente no meio bucal.

Essa capacidade remineralizadora da saliva aumenta pela associação com fluoreto.[32] A presença de fluoreto na saliva, além da tendência de formação do mineral hidroxiapatita, forma também a fluorapatita, um mineral menos solúvel que o primeiro, e, portanto, com capacidade de precipitação maior.

Como se vê, em nível local (cavidade oral/superfície dentária), a melhor maneira de controlar o processo carioso é o flúor. Cabe ressaltar que o flúor não previne cárie, pois não é capaz de atuar sobre os fatores da doença; o fluoreto atua apenas nos processos de des/remineralização. Em odontologia, dispõe-se do fluoreto em diversas formas de utilização, que serão abordadas a seguir.

USO DE FLUORETOS EM ODONTOLOGIA

Uma revisão sistemática feita por Marinho e colaboradores[34] comparou os diferentes métodos de utilização de fluoretos em odontologia, buscando checar a eficácia de cada uma das formas de utilização. Os pesquisadores concluíram que a eficácia entre diferentes métodos tem semelhante efeito na prevenção da cárie dentária – fato que indica a necessidade de se manter flúor na cavidade oral, independentemente do meio de utilização. Entretanto, a associação de diferentes meios de utilização de fluoretos resulta em melhores resultados diante da doença cárie.

A seguir, serão discutidas as diferentes formas de utilização de fluoretos no controle dessa doença.

FLUORETAÇÃO DAS ÁGUAS DE ABASTECIMENTO

Trata-se de uma tecnologia de intervenção em saúde pública que se fundamenta no fato de que os compostos de flúor, na forma sólida ou em solução aquosa, podem estar presentes nas águas de abastecimento para intervirem nos processos que culminam na doença cárie. No Brasil, os produtos mais utilizados são o **fluorsilicato de sódio** e o **ácido fluorsilícico**.[35]

A descoberta do efeito preventivo do fluoreto ocorreu a partir da observação de que a ingestão de água fluoretada diminuía a cárie. Essa observação sugeriu que a incorporação da água fluoretada aos dentes em formação os tornava mais resistentes aos ataques ácidos das bactérias.

Entretanto, atualmente se sabe que o grande efeito do fluoreto na redução de cárie ocorre mediante sua presença na cavidade oral. Quando se ingere água fluoretada ou mesmo alimentos cozidos com ela, o fluoreto absorvido retorna à boca pela saliva – e é essa

> **ATENÇÃO**
>
> A fluoretação das águas de abastecimento público é uma das melhores medidas de controle da doença cárie, pois tem uma excelente relação custo-benefício, tem grande abrangência perante a população e traz benefícios a todos os grupos socioeconômicos existentes.

> **SAIBA MAIS**
>
> Na década de 1950, a primeira cidade brasileira a ter suas águas de abastecimento público fluoretadas foi Baixo Guandu, no Espírito Santo, em uma ação promovida pela Fundação Serviços de Saúde Pública. No ano de 1953, o valor médio do CPOD na idade de 12 anos era de 8,6; 10 anos depois da fluoretação das águas, o índice caiu para 3,7, indicando a efetividade da ação.

manutenção na cavidade que irá agir nos processos cariosos de des/remineralização.

Uma revisão de literatura sobre fluoretação das águas procurou verificar a segurança e a eficácia da água fluoretada potável. Foram incluídos mais de 200 estudos, os quais reportaram, à guisa de conclusão, que a fluoretação das águas associa-se a um aumento da proporção de crianças livres de cárie e a uma redução no número de dentes afetados por cárie.[34]

Essa mesma revisão aponta que a redução benéfica da cárie advinda da fluoretação das águas deve ser considerada em conjunto com o aumento da prevalência de fluorose dental, sem haver evidência clara de outros potenciais efeitos adversos.[34]

Ressalta-se que a efetividade da medida vai depender da manutenção de teor adequado de flúor. Esse teor é definido de acordo com a variação da temperatura no local, considerando a média das temperaturas máximas diárias da região obtidas durante 1 ano. Somente assim é possível determinar a concentração ótima e os limites mínimo e máximo. Obviamente, a efetividade dessa ação depende de sua continuidade ao longo dos anos.

Considerando a realidade brasileira, torna-se imprescindível a manutenção dessa medida, que apresenta impacto epidemiológico de acréscimo de cerca de 34% de incidência de cárie na sua ausência. Essa porcentagem foi verificada por Narvai e colaboradores[38] ao observarem que populações privadas do benefício da fluoretação das águas apresentaram valor 34,3% maior para o índice CPOD. Assim, a fluoretação das águas é um direito de cidadania.[35]

DENTIFRÍCIOS FLUORETADOS

Os dentifrícios fluoretados são considerados o meio mais racional de uso de fluoreto, pois está associado à remoção mecânica pela escova dental. Sabe-se da importância dessa remoção do biofilme, haja vista que o fluoreto não é capaz de evitar a perda mineral – apenas evita a instalação e a progressão de lesões clinicamente visíveis (manchas brancas e cavitações).

A utilização de dentifrícios fluoretados tem sido apontada como grande responsável pela diminuição dos índices de cárie no mundo todo, inclusive nas regiões em que não há água fluoretada,[35] embora seja o único método de prevenção comum a todos os países que apresentaram redução nos índices de cárie.[38]

Uma metanálise sobre a efetividade da escovação com dentifrício fluoretado na redução da cárie dentária constatou que o aumento da concentração de flúor está associado ao aumento do efeito na redução da doença.[39]

> **LEMBRETE**
>
> A escovação noturna é a mais importante do dia.

O principal mecanismo de ação do dentifrício fluoretado, além da remoção mecânica feita pela escova, reside no fato de proporcionar altas concentrações de fluoreto no biofilme e na saliva por cerca de 40 minutos após a escovação.[35]

A escovação noturna é a mais importante do dia, pois, com a diminuição do fluxo salivar, há diminuição da lavagem (efeito *clearance*) do próprio íon fluoreto.[30] Recomenda-se, portanto, a utilização deste meio a todos os indivíduos, já que é impossível uma escovação totalmente eficiente que remova todo o biofilme formado.

Dois mecanismos proporcionam a retenção do fluoreto na cavidade oral a partir da escovação com dentifrício fluoretado:

1. O flúor reage com a superfície dental, formando uma pequena quantidade de fluoreto de cálcio; e

2. O flúor, em associação com o cálcio (orgânico ou mineral), se deposita no biofilme residual não removido, formando reservatórios de fluoreto.

A conjugação desses dois processos permite a interferência do fluoreto no processo de des/remineralização.

Comumente são utilizados dois tipos de compostos nas formulações dos dentifrícios: **fluoreto de sódio (NaF)** ou **monofluorfofato de sódio (MFP)**. A ação na cavidade oral é a mesma com ambos os compostos, pois os dois liberam fluoreto na cavidade, distinguindo-se apenas em seu mecanismo: enquanto o primeiro libera fluoreto a partir de ionização quando em contato com água, o segundo libera a partir da ação de enzimas fosfatases que estão presentes na cavidade oral.

O composto fluoretado não interfere na eficácia do dentifrício. Entretanto, os demais componentes devem ser compatíveis, para evitar que o flúor se ligue a outros íons, tornando-se insolúvel e perdendo sua ação.[35]

A Resolução n. 79, de 28 de agosto de 2000,[40] determina que os dentifrícios tenham no máximo 0,15% de F (1.500 ppm F). No mercado brasileiro, a concentração de flúor dos dentifrícios comumente encontrados tem em torno de 1.100 ou 1.500 ppm – quantidade com comprovado efeito sobre a prevalência e a gravidade da cárie em populações.[35]

O efeito biológico adverso da utilização de compostos fluoretados, a fluorose (discutida a seguir), impulsionou as pesquisas sobre o uso de dentifrícios de baixa concentração de fluoretos para crianças. Antes de serem desvendados os mecanismos da fluorose, recomendava-se a utilização de dentifrícios com cerca de 500 ppm F para pré-escolares.

Entretanto, a discussão sobre a utilização de dentifrícios de baixa concentração de flúor (antigamente bastante recomendados para crianças menores de 3 anos) *versus* dentifrícios de alta concentração de flúor parece ter chegado ao fim com os trabalhos realizados nos últimos anos. O que se busca na utilização do dentifrício fluoretado é o benefício anticárie – e este só é verdadeiramente alcançado com formulações de no mínimo 1.000 ppm F.[41]

Ademais, a crença de que um dentifrício de baixa concentração vai diminuir o risco de fluorose (efeito colateral da ingestão de fluoreto) é infundada, já que as crianças propensas a desenvolver fluorose clinicamente visível são aquelas que usam e ingerem quantidades

> **ATENÇÃO**
> Não se recomenda a utilização de dentifrícios de baixa concentração de flúor para crianças.

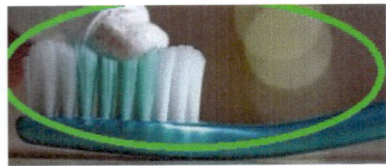
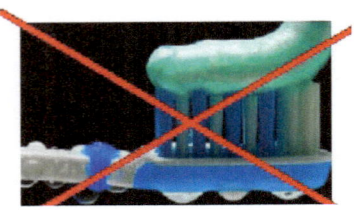

Figura 2.6 – Quantidade de dentifrício a ser vertido sobre a escova dental.
Fonte: Som Odontologia.[47]

excessivas de dentifrícios fluoretados nas escovações e, portanto, a redução da concentração de flúor não é suficiente para evitar tal ingestão.[29] Assim, não se recomenda a utilização de dentifrícios de baixa concentração para crianças. O que deve haver é a utilização vigilante da quantidade de dentifrício a ser dispensada na escova (Fig. 2.6).

Essa afirmativa é reforçada por uma recente revisão sistemática que demonstrou haver uma evidência fraca e não confiável de que o uso de dentifrício fluoretado por crianças menores de 12 meses de idade pode estar associada a maior risco de fluorose.[42]

Segundo Cury e colaboradores,[43] o ano de 1989 foi o marco no qual grande parte dos brasileiros passou a ter acesso a dentifrícios fluoretados. Portanto, a redução dos índices de cárie no Brasil tem sido marcante, sobretudo a partir da década de 1990, em cidades com ou sem água fluoretada, indicando a importância da utilização do dentifrício.[40]

Em conclusão, uma revisão sistemática que incluiu 74 estudos sobre a utilização de dentifrícios fluoretados como estratégia para prevenção de cárie em crianças e adolescentes ressaltou que os benefícios dos dentifrícios fluoretados estão firmemente estabelecidos em mais de meio século de pesquisa. Além do mais, os trabalhos comprovam a eficácia dos dentifrícios fluoretados na prevenção da cárie.[44]

SOLUÇÕES PARA BOCHECHOS

Consistem na utilização de solução concentrada (geralmente de fluoreto de sódio) para ser bochechada diária, semanal ou quinzenalmente.

Essas soluções são recomendadas para pacientes com alto risco de cárie. Sua efetividade tem sido comprovada em concentrações de 0,05% de NaF (225 ppm F) para uso diário ou 0,2% de NaF (900 ppm F) para uso semanal ou quinzenal.[45]

Encontram-se disponíveis no mercado diversas marcas comerciais (Fig. 2.7), e seu mecanismo de ação é o mesmo dos dentifrícios fluoretados, com exceção da remoção mecânica do biofilme, que não ocorre. Sua utilização é importante para a manutenção de fluoreto na cavidade oral, em adição ao benefício ocorrido com a escovação com dentifrícios fluoretados.[46]

Como o uso dessas soluções iniciou-se após a incorporação de outros meios de acesso ao fluoreto (como águas fluoretadas e uso de dentifrícios fluoretados), não há estudos que comprovem sua ação isolada, embora sua utilização tenha sido associada à redução dos índices de cárie.

A revisão sistemática feita por Marinho e colaboradores[45] para determinar a eficácia e a segurança de fluoreto de enxaguatórios na prevenção da cárie e analisar fatores potencialmente modificadores de seu efeito incluiu 36 estudos. Os autores sugeriram que o uso supervisionado de bochechos de flúor associado a outros métodos

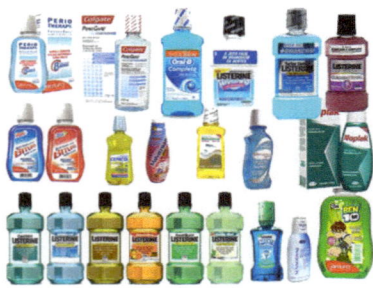

Figura 2.7 – Marcas comerciais disponíveis de soluções fluoretadas para bochechos.
Fonte: Kossaka.[48]

relaciona-se a uma clara redução no incremento de cárie em crianças e adolescentes.

Antes da disseminação do uso de dentifrícios fluoretados, o uso de bochechos foi bastante importante, principalmente considerando-se a coletividade. Sua importância se deve, sobretudo, a seu baixo custo e à simplicidade de uso. Atualmente, de acordo com o Guia de Uso de Fluoretos do Ministério da Saúde,[17] a utilização de bochechos semanais (NaF a 0,2%) é recomendada para populações:

- que não têm acesso à fluoretação das águas de abastecimento ou em que os teores de fluoreto estão abaixo da concentração indicada para as águas;
- que apresentam CPOD médio maior que 3 aos 12 anos de idade;
- em que menos de 30% dos indivíduos de 12 anos são livres de cárie; e
- cujas condições sociais e econômicas indiquem baixa exposição a dentifrícios fluoretados.

Recomendam-se as soluções para bochecho, ainda, para indivíduos com dificuldades motoras, hipossalivação e/ou portadores de aparelhos ortodônticos, como método complementar na prevenção da cárie.

> **LEMBRETE**
>
> O uso supervisionado de bochechos de flúor associado a outros métodos está relacionado a uma clara redução no incremento de cárie em crianças e adolescentes.

PRESCRIÇÃO

De acordo com Pinto,[49] a recomendação de uso é de 10 mL de solução (NaF 0,2% ou 0,05%) a ser bochechada vigorosamente por 1 minuto, seguida de expectoração. São exigidos pelo menos 25 bochechos semanais de NaF 0,2% por ano, sem interrupções prolongadas.

Já os bochechos diários de NaF a 0,05%, em adição à utilização de dentifrícios fluoretados, são recomendados para indivíduos com alto risco de cárie.

CONTRAINDICAÇÃO

A utilização de bochechos de flúor é contraindicada para pré-escolares pelo risco de ingestão da solução. Além disso, considerando a cobertura de dentifrícios fluoretados (método de primeira escolha) pela população, o uso de bochechos fluoretados deve restringir-se aos grupos de risco citados anteriormente.

SUPLEMENTOS DE FLÚOR

A indicação de suplementos de F surgiu na época em que se considerava que o efeito anticárie do F seria sistêmico e, portanto, sua utilização seria imprescindível durante a formação dos dentes.

Quando se passou a entender o mecanismo do fluoreto nos processos de cárie dentária, extinguiu-se a crença da necessidade de ingesta de

TABELA 2.6 – Suplementação dietética de flúor para crianças

IDADE	QUANTIDADE INGERIDA DE FLÚOR		
	<0,3 ppm F	0,3-0,6 ppm F	>0,6 ppm F
0-6 meses	0	0	0
6 meses-3 anos	0,25 mg F	0	0
3-6 anos	0,50 mg F	0,25 mg F	0
6 aos 16 anos	1,00 mg F	0,50 mg F	0

Fonte: American Academy of Pediatric Dentistry.[24]

suplementos. Nem mesmo em regiões sem água fluoretada havia essa necessidade, já que seu benefício é local, e não sistêmico. Desse modo, o uso de dentifrícios fluoretados proporciona quantidade suficiente de flúor na cavidade oral.

O efeito sistêmico que se busca com a ingestão de flúor é aumentar sua concentração na cavidade oral. Entretanto, considerando a abrangência dos métodos tópicos de utilização de fluoretos (principalmente dos dentifrícios fluoretados), além da fluoretação de águas (que traz benefícios tanto ao ser consumida quanto ao ser utilizada no preparo de alimentos), a suplementação de flúor poderia ser considerada desnecessária.

Ainda assim, a AAPD recomenda a suplementação dietética para todas as crianças que não consomem água fluoretada ou que utilizam água flúor-deficiente (<0,6 ppm F). A recomendação é verificar a quantidade de flúor ingerida (a partir da investigação do nível de fluoreto da água consumida e da avaliação de outras fontes de flúor) para, então, determinar a suplementação de flúor segundo a Tabela 2.6.

A ADA também recomenda a suplementação de flúor na dieta para crianças entre 6 meses e 16 anos que vivem em áreas cuja água não é fluoretada e que apresentam alto risco de desenvolver cárie dentária. A ADA recomenda o uso suplementar diário seguindo a mesma posologia descrita pela AAPD.

No Brasil, o Ministério da Saúde[35] não indica o uso de suplementos pré-natal. Suplementos pós-natal teriam indicação individual limitada, com contraindicação para utilização como medida de saúde coletiva.

> **ATENÇÃO**
> No Brasil, o uso de suplementos é contraindicado em âmbito coletivo, podendo vir a ser recomendado com parcimônia apenas em casos individuais isolados.

MEIOS PROFISSIONAIS

Consistem na aplicação tópica profissional de fluoreto por meio de géis, vernizes ou espumas. São utilizados como meios complementares ao uso de fluoreto pelos pacientes (como água fluoretada e dentifrício fluoretado). Os profissionais podem também lançar mão da aplicação de selantes para a proteção das áreas de cicatrículas e fissuras oclusais.

A aplicação desses produtos forma um reservatório de fluoreto na superfície dental que é lenta e continuamente liberado diante do processo de des/remineralização.[28]

Os **produtos acidulados**, como géis e espumas, são mais reativos com a estrutura dental e, portanto, mais recomendados do que as versões neutras. Estas são indicadas na presença de restaurações estéticas. Em contrapartida, embora sejam menos reativos que géis e espumas, os vernizes permanecem por mais tempo na superfície dental. Em razão disso, eles têm efeito similar ao de géis e espumas.[50]

Uma revisão sistemática realizada sobre o efeito do verniz de flúor na prevenção da cárie sugeriu haver efeito substancial de inibição da cárie tanto na dentição permanente quanto na decídua. Entretanto, esse estudo ressaltou que há pouca informação sobre esse meio de utilização de fluoreto.[51]

Já o uso de selantes torna-se imperativo em virtude da morfologia das superfícies oclusais dos dentes posteriores. Essas superfícies apresentam alta suscetibilidade ao desenvolvimento de cárie, sobretudo pela dificuldade de higienização e pela anatomia que propicia o acúmulo de placa.

Foi realizada uma metanálise para avaliar a efetividade dos selantes na prevenção da cárie dental e de fatores associados. Os revisores concluíram que selantes autopolimerizáveis são mais efetivos que os fotopolimerizáveis, e que, nos locais onde há água fluoretada, os selantes são mais efetivos. Em contrapartida, a efetividade decresce com o tempo em decorrência da perda do selante.[52]

Quando diferentes métodos de utilização de flúor são associados, há uma redução modesta de cárie em comparação com o uso isolado de dentifrícios fluoretados, conforme verificado em outra revisão sistemática.[53]

Serão discutidas, a seguir, cada uma das opções citadas de utilização de fluoretos por profissionais.

GÉIS

Foram concebidos para utilização em aplicações profissionais, em consultório ou clínica odontológica. Porém, a partir da década de 1980, no Brasil, passaram a ser difundidos para uso em escala populacional nos programas de ação coletiva, sobretudo para grupos com atividade/risco de cárie. A partir de 1990, foram incorporados aos chamados "Procedimentos Coletivos" de saúde bucal.[35]

Recomenda-se a utilização de gel de flúor-fosfato acidulado com concentração de 1,23% de fluoreto em ácido ortofosfórico a 0,1 M por no mínimo 1 minuto. Pode ser aplicado em moldeiras individuais ou por meio de escovações sem necessidade de profilaxia prévia – a não ser para grupos com alto risco de cárie, possibilitando a formação de reservatórios de flúor na superfície dentária (e não apenas na placa, como ocorre na ausência da profilaxia).

Como método populacional, Pinto[29] recomenda uma aplicação semestral ou quadrimestral. Por ser aplicado de duas a três vezes por ano por um mesmo grupo de profissionais, esse método possibilita maior cobertura quando comparado aos bochechos fluoretados.

Essa medida não apresenta risco de fluorose, pois, apesar de apresentar alta concentração, sua frequência de aplicação é baixa. Recomenda-se a supervisão da utilização em pré-escolares em razão do risco de ingestão.

Na Figura 2.8, encontram-se algumas marcas disponíveis no mercado de géis fluoretados.

VERNIZES

Referem-se a materiais aderentes à superfície dentária cujo objetivo é reagir com a superfície dental e manter a liberação de fluoreto para o ambiente bucal por um período maior de tempo.[35]

Consistem em uma suspensão de fluoreto de sódio (NaF) em solução alcoólica de resina inerte que promove dissolução lenta e contínua de fluoreto para o fluido do biofilme, inibindo, assim, a desmineralização. A Figura 2.9 ilustra algumas marcas comercializadas de verniz de flúor.

Para a utilização de vernizes fluoretados, deve-se realizar a limpeza prévia dos dentes por meio de escovação, seguida de secagem e isolamento relativo. Esse método não apresenta risco de fluorose em virtude da (baixa) frequência de utilização e é amplamente utilizado para a população de pré-escolares.

São recomendadas, no mínimo, duas aplicações anuais para pacientes com atividade de cárie ou história pregressa de alta atividade da doença. Em saúde pública, recomenda-se de duas a quatro aplicações anuais.[35]

ESPUMAS

Trata-se de outro tipo de fluoreto acidulado, na forma de espuma (*mousse*), disponível no mercado brasileiro (Fig. 2.10), que apresenta efeito semelhante ao do produto gel.

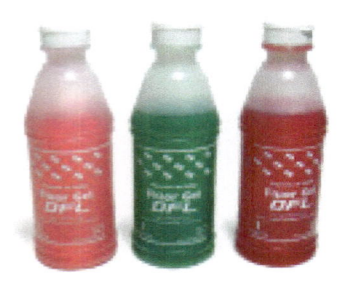

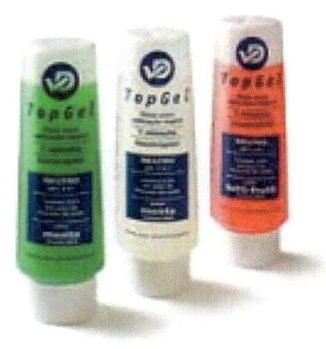

Figura 2.8 – Marcas comerciais disponíveis de géis fluoretados.
Fonte: Nova DFL,[54] Vigodent.[55]

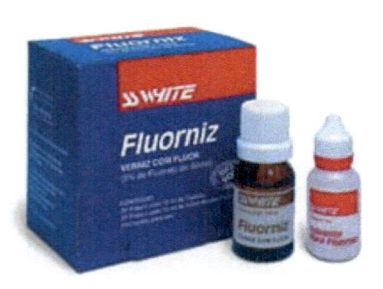

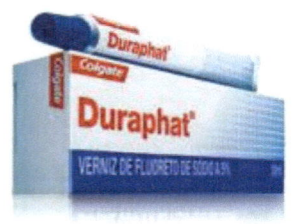

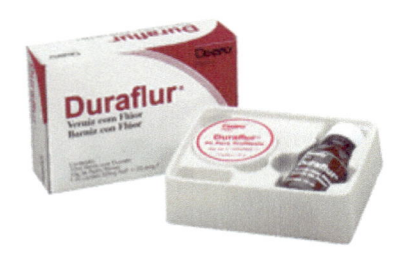

Figura 2.9 – Marcas comerciais disponíveis de vernizes fluoretados.
Fonte: Sswhite,[56] Colgate Professional,[57] Dentsply.[58]

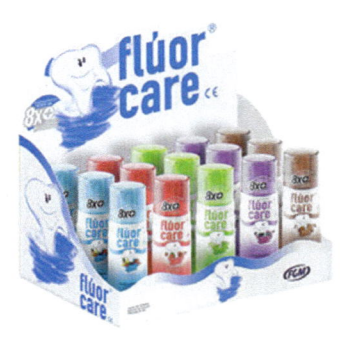

Figura 2.10 – Uma marca comercial disponível no mercado brasileiro de espuma de flúor.
Fonte: FGM.[59]

Também são utilizadas em moldeiras individuais para aplicação por profissionais e não apresentam risco de fluorose em razão da baixa frequência de aplicação (como método populacional, de duas a três vezes por ano).

A vantagem do produto em espuma consiste na utilização de menor quantidade de fluoreto, em decorrência do seu maior volume. Porém, apresenta baixa densidade e um pH ligeiramente menor quando comparado ao produto em gel.[60,61]

SELANTES

O selante é um material plástico que, ao ser introduzido em fóssulas, cicatrizes e fissuras oclusais do esmalte, forma uma película mecanicamente protetora contra a ação da doença cárie.

Há evidências científicas de que os selantes previnem não só a iniciação como também a progressão da cárie.[61-63]

Têm sido utilizados, principalmente, **selantes resinosos** e **ionoméricos**. Os primeiros apresentam melhor retenção. Os ionoméricos, por sua vez, são menos dependentes da técnica de aplicação no meio bucal, pois são menos dependentes do controle da umidade. Além disso, os resinosos apresentam liberação de flúor nas primeiras 48 horas, enquanto os ionoméricos apresentam contínua liberação. A Tabela 2.7 ilustra as principais diferenças entre selantes resinosos e ionoméricos. Ainda existem os **selantes híbridos**, que podem ser modificados por resina ou por poliácidos, os quais incorporam as características dos materiais que os modificaram.

Uma recente revisão sistemática,[64] cujo objetivo foi avaliar as evidências sobre o efeito preventivo da cárie na utilização de selantes ionoméricos e resinosos, identificou 112 artigos, dos quais 25 foram selecionados. A metanálise realizada indicou que não havia diferença no efeito preventivo do selante feito com materiais à base de resina ou ionoméricos. Assim, ambos os materiais parecem ser igualmente adequados para a aplicação clínica de selantes de fissuras.

Recomenda-se a realização do isolamento (absoluto, se selante resinoso), seguida da profilaxia com pedra-pomes, da lavagem e da secagem previamente à aplicação do selante, preferencialmente

> **ATENÇÃO**
> Os selantes não são recomendados para lesões na dentina.

> **LEMBRETE**
> Os selantes são indicados para pacientes de alto risco ou com lesões e/ou microcavidades no esmalte.

TABELA 2.7 — Comparação entre selantes resinosos e ionoméricos

CARACTERÍSTICAS	SELANTES RESINOSOS	SELANTES IONOMÉRICOS
Retenção	Melhor, porém dependente do controle da umidade	Baixa, entretanto depende do controle da umidade durante a técnica de execução
Estética	Melhor	—
Liberação de flúor	Apenas nos 2 primeiros dias	Constante

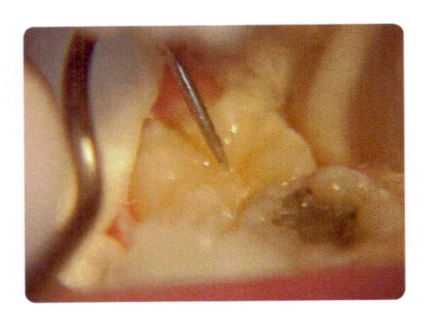

Figura 2.11 – Aplicação de selante com sonda.

feita com sonda (Fig. 2.11). Em seguida, faz-se a fotopolimerização (se necessário) e a verificação da qualidade do selante (e a reaplicação, se for preciso). Finaliza-se com a checagem e o ajuste da oclusão.

PROCEDIMENTO

1) Isole a área de aplicação (totalmente, se selante resinoso); 2) faça a profilaxia com pedra-pomes, lave e seque a área antes de aplicar o selante; 3) se necessário, faça a fotopolimerização e verifique a qualidade do selante (reaplique-o, se for preciso); 4) cheque a oclusão e faça os ajustes necessários.

Deve-se realizar o acompanhamento dos pacientes com selantes para verificar a longevidade e a qualidade do produto, efetuando-se os reparos sempre que necessário. Trata-se, portanto, de um procedimento que pode vir a ser oneroso e requerer tempo e dedicação do profissional.

Porém, uma revisão sistemática sobre a prevenção da cárie em dentes permanentes de crianças e adolescentes indicou ser necessário avaliar o nível de prevalência de cárie dos indivíduos para a correta indicação, pois o benefício de selar é local.[64]

Além disso, um estudo realizado por Baldini e colaboradores[65] apontou que as variáveis **aplicação de selantes** e **risco à cárie** podem ser preditoras de incremento de CPOD. Portanto, a avaliação de risco pode ser uma boa escolha para melhorar a relação custo-efetividade dos selantes.

FLUOROSE

No mundo todo, inclusive no Brasil, têm sido evidenciadas modificações significativas no perfil epidemiológico da cárie dentária, com sua drástica redução, em razão do uso de produtos fluoretados para o controle da doença.[35] Todavia, se, por um lado, tem sido observado o declínio da cárie em razão da ampliação do uso de produtos fluoretados, por outro lado, há uma tendência inversa de aumento das taxas de fluorose dentária.[67-69]

Inicialmente denominada de esmalte moteado,[71] a **fluorose dentária** consiste nas alterações representadas por linhas finas esbranquiçadas ao longo das periquimáceas do esmalte ou mesmo pela destruição total do próprio esmalte, acompanhadas da presença de manchas escuras.[70,71]

Atualmente, a fluorose não é considerada um problema de saúde pública, pois os casos apontados na literatura atual indicam predominância de fluorose nos graus muito leve ou leve, não impactando na aparência ou na função dentária[72,73], ou seja, dos 13,8% de crianças com fluorose no Brasil aos 12 anos de idade, somente 0,8% apresentava fluorose moderada.[35]

SAIBA MAIS

Dentes com fluorose apresentam esmalte poroso e hipomineralizado em sua subsuperfície. A alta porosidade leva à alteração do índice de refração da luz sobre o tecido; por isso, o aspecto de mancha branca pode ser observado clinicamente.

Por definição, segundo Moseley e colaboradores,[74] a fluorose dentária é o resultado da ingestão crônica de flúor durante o desenvolvimento dental que se manifesta como mudanças visíveis de opacidade do esmalte devidas a alterações no processo de mineralização. O grau dessas alterações é função direta da dose de flúor (mg F/kg/dia) a qual se sujeita a criança e do tempo de duração da dose.

Todo o fluoreto ingerido e absorvido pelo trato gastrintestinal pode interferir na mineralização dos dentes em formação (em crianças jovens), levando ao aparecimento de fluorose dental em diferentes graus, compatíveis com a quantidade ingerida.

Trata-se de um efeito sistêmico cujas alterações se distribuem simetricamente na cavidade oral. Nos graus muito leve e leve, os aspectos clínicos da fluorose são caracterizados por um espectro de mudanças que deixa linhas opacas brancas finas que cruzam transversalmente o longo eixo da coroa do dente. Nos graus moderado e severo, a fluorose apresenta quadros em que áreas do esmalte são gravemente hipomineralizadas e se rompem, deixando, geralmente, o esmalte restante pigmentado.[75] Esses níveis do problema, além do comprometimento estético, produzem prejuízo morfológico e funcional.[76]

Uma revisão sistemática desenvolvida por Mascarenhas e colaboradores,[77] contemplou uma década (de 1980 a 1990) de estudos sobre fluorose e apontou quatro principais fatores de risco para a doença:

- dentifrício,
- água de consumo,
- suplementos e
- comidas/bebidas com flúor, quando associados.

Outra revisão sistemática feita sobre fluorose no Brasil[78] buscou avaliar a prevalência dos graus de severidade encontrados nos diferentes estudos, indicando a premente necessidade de se avançar metodologicamente nos estudos de base populacional sobre o tema. Embora os métodos de coleta tenham sido diferentes entre os estudos incluídos, houve consenso entre eles quanto à severidade da fluorose, bem como sobre sua associação com as variáveis independentes de idade e de condição socioeconômica.

Entretanto, os autores ressaltaram a necessidade de incluir aspectos subjetivos ao diagnóstico normativo, como a contribuição para decisões de políticas públicas de saúde, uma vez que a utilização de critérios exclusivamente clínicos conferem à fluorose dentária uma importância em termos de problema em saúde que não coincide com o que é percebido pelas pessoas, as quais normalmente não se incomodam com a estética modificada no esmalte, causada pelos sinais iniciais da fluorose.

Assim, o que se espera é uma prática de saúde pública prudente, voltada para o uso adequado e para o controle do consumo excessivo de flúor, visando minimizar a condição de fluorose dentária, especialmente para as formas moderada e severa.[35]

CONSIDERAÇÕES FINAIS

O padrão epidemiológico da doença cárie mudou ao longo do tempo, especialmente pela difusão do uso de fluoretos na odontologia. Em contrapartida, tem-se observado um aumento de fluorose, que, na maioria dos casos, ocorre a partir da utilização não consciente desses mesmos fluoretos.

Todavia, sabe-se que, para evitar a fluorose, basta a utilização racional do fluoreto. A água fluoretada (por ser medida de saúde pública) e a utilização de dentifrícios fluoretados (por ser o meio mais racional de uso de fluoreto) têm indicação para todos os indivíduos. Já a utilização de outros meios de uso de flúor, seja no âmbito coletivo, como programas de bochechos de flúor, ou individual, como a aplicação profissional de flúor, devem ser vistos como estratégias complementares de controle de cárie, tendo em vista risco populacional ou individual à doença.[27]

Mesmo diante da disponibilidade racional de fluoretos para a população (seja por meio de água fluoretada ou pela comercialização/distribuição de dentifrícios fluoretados, complementados ou não por outros meios), uma parcela da população persiste com altos índices de cárie e necessidade de tratamento em razão da doença. Isso nos leva a questionar quais outros fatores podem estar associados, ou ainda, em qual outra abordagem (além-flúor) devemos concentrar as atenções para a reversão desse quadro.

Trata-se de um subgrupo populacional, dentro do grupo dos vulneráveis (polarização da doença), que apresenta certas características ainda não claramente identificadas (coesão familiar? comportamentos coercitivos?) associadas à persistência da doença e que nos mostra que o flúor, embora de inegável papel na redução da cárie em todo o mundo, não é capaz de responder sozinho a todas as necessidades.

Assim, além da utilização racional de flúor no controle da doença cárie, são necessárias novas (e mais eficazes) abordagens de educação em saúde, tanto em nível individual quanto coletivo.

3

Prevenção em periodontia

Karine Laura Cortellazzi
Fabiana de Lima Vazquez

ETIOPATOGENIA DAS DOENÇAS PERIODONTAIS

O termo etiopatogenia refere-se ao fator causador/agente etiológico de uma doença (etiologia) e ao mecanismo pelo qual esta se desenvolve (patogênese). O fator etiológico da doença periodontal é o **biofilme dental**, e sua patogenia está ligada à **resposta tecidual** (inflamatória/imunológica) do hospedeiro, que pode desencadear a destruição dos tecidos de proteção (gengivite) e de sustentação (periodontite) dos dentes.[1] Assim, a doença periodontal compreende um processo inflamatório nos tecidos de suporte dos dentes causado por microrganismos, sendo a gengivite e a periodontite as duas principais formas de doenças inflamatórias que afetam o periodonto.

O biofilme bacteriano é constituído por uma estrutura complexa, composta por microcolônias de células bacterianas (15 a 25% do volume) distribuídas de forma não casual em uma matriz ou glicocálix formada por substância intercelular, abrangendo 75 a 80% do volume do biofilme, podendo ser encontrados canais de água entre as microcolônias que auxiliam na distribuição de nutrientes entre as células.[2]

A **gengivite** corresponde a uma inflamação nos tecidos moles ao redor dos dentes a qual se inicia pelo acúmulo de biofilme supragengival. Seus principais sinais clínicos são sangramento durante a escovação ou a mastigação, edema e dores gengivais. A ausência ou a inadequação de hábitos de higiene bucal é uma das causas de seu aparecimento, podendo ser agravada por fatores locais de retenção de biofilme como cálculo supragengival, coroas retentivas ou desalinhamento dentário.[3]

Já a **periodontite** é uma inflamação nos tecidos de sustentação dos dentes (cemento, ligamento periodontal e osso alveolar) causada pelos biofilmes supra e subgengival, a qual leva à destruição

OBJETIVOS DE APRENDIZAGEM

- Conhecer os fatores etiológicos das doenças periodontais e sua patogenia

- Caracterizar a gengivite e a periodontite, reconhecendo os traços prevalentes na epidemiologia das doenças periodontais

- Identificar fatores de risco associados às doenças periodontais, tais como gravidez, doenças metabólicas e tabagismo

- Apresentar procedimentos terapêuticos básicos, orientando o controle mecânico e o controle químico do biofilme

- Indicar estratégias de prevenção e de promoção de saúde em periodontia

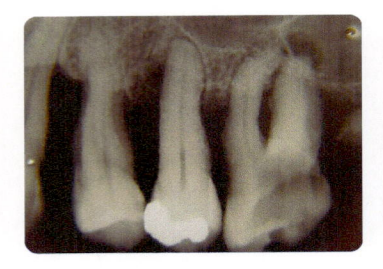

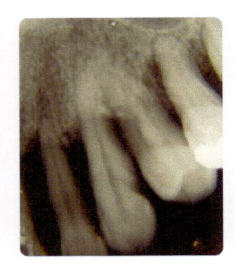

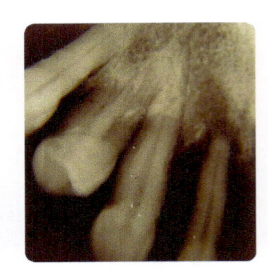

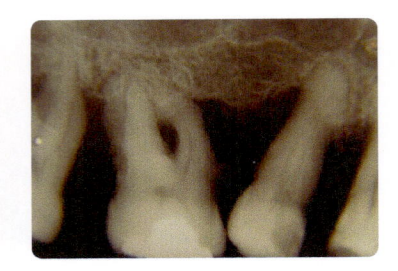

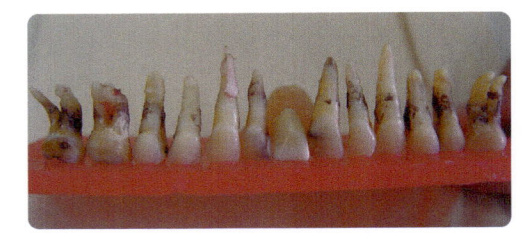

Figura 3.1 – Paciente do sexo masculino, 43 anos, doença periodontal avançada. Raio X e extração de todos os elementos dentais.

> **LEMBRETE**
>
> Uma série de aspectos como o fumo, doenças sistêmicas e fatores genéticos contribuem para variações nos graus de suscetibilidade à doença periodontal.

irreversível dos tecidos de suporte dos dentes. Seus sinais clínicos são a formação de bolsas periodontais, o sangramento gengival, a retração gengival, a mobilidade dental, a halitose, o abscesso, a perda óssea e, nos casos mais severos, a perda espontânea do elemento dental.[4]

Ao longo dos anos, o conhecimento da etiopatogenia da doença periodontal passou por mudanças significativas. Inicialmente, afirmava-se que, uma vez que houvesse a presença de microrganismos, independentemente do tipo, o indivíduo iria desenvolver gengivite, com posterior evolução para periodontite. Mais adiante, os trabalhos científicos enfatizaram o caráter infeccioso da doença, demonstrando que alguns microrganismos específicos estavam relacionados ao desenvolvimento da gengivite e da periodontite, dando origem ao que se denominou "Teoria da especificidade da placa".

Figura 3.2 – Paciente do sexo masculino, 48 anos, com perda óssea generalizada.

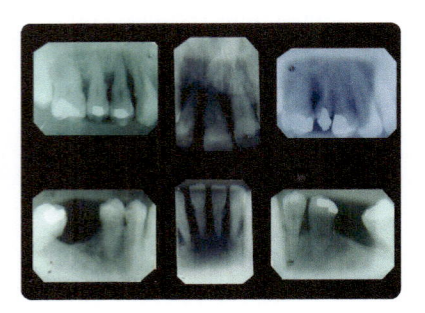

Com o avanço tecnológico das pesquisas científicas, os estudiosos observaram que, apesar da importância de determinados microrganismos, estes não são suficientes para o estabelecimento e a progressão da doença periodontal. Dessa maneira, foi desenvolvida a atual teoria, que considera o caráter multifatorial da doença, ou seja, além dos microrganismos periodontopatogênicos e dos fatores de defesa do hospedeiro, uma série de fatores modificadores locais (fumo), de condições adquiridas (doenças sistêmicas) e de fatores de ordem genética contribuem para o entendimento do porquê de os indivíduos apresentarem variações nos graus de suscetibilidade à doença, nas manifestações clínicas e nos padrões de progressão e de resposta ao tratamento.[1,5]

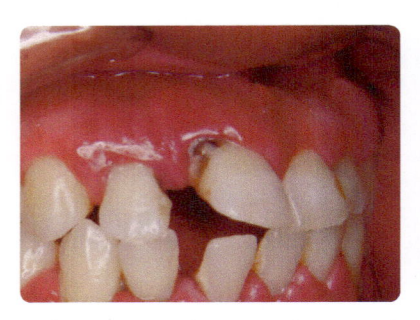

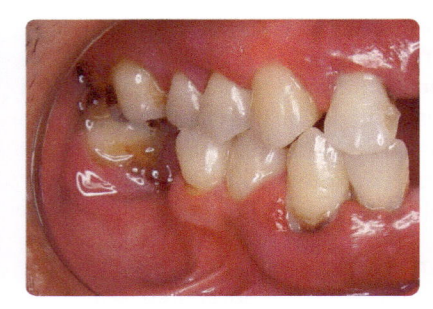

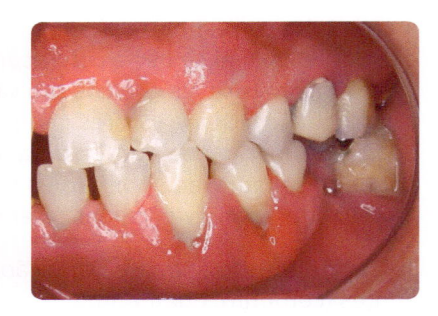

As figuras 3.1 a 3.6 foram gentilmente cedidas pelo Dr. Andre Berbel.

EPIDEMIOLOGIA DAS DOENÇAS PERIODONTAIS

A Organização Mundial da Saúde informou recentemente que a periodontite severa acomete 5 a 20% da população adulta, e a maioria das crianças e adolescentes apresenta sinais de gengivite.[6] A prevalência de periodontite é da ordem de 60%, com um pico de incidência aos 60 anos de idade.[4] Já a gengivite é altamente prevalente na maioria das populações e na maioria das idades, com valores globais que variam de 50 a 90%.[7]

Pode-se dizer que as doenças periodontais ocorrem com maior prevalência em adolescentes, adultos e idosos. Segundo dados do último levantamento nacional em Saúde Bucal (SB Brasil 2010), o percentual de indivíduos sem nenhum problema periodontal foi de 68% para a idade de 12 anos, 51% para a faixa de 15 a 19 anos, 17% para os adultos de 35 a 44 anos e somente 1,8% nos idosos de 65 a 74 anos.

A presença de cálculo e sangramento é mais comum aos 12 anos e entre os adolescentes. As formas mais graves da doença periodontal aparecem de modo mais significativo nos adultos (35 a 44 anos), em que se observa uma prevalência de 19%. Nos idosos, os problemas gengivais têm pequena expressão em termos populacionais, em decorrência do reduzido número de dentes presentes. Quanto às diferenças regionais, cabe menção ao percentual de adolescentes sem problemas gengivais, que varia de 31% na região Norte a 57% na região Sudeste.[8]

Ao contrário da cárie dentária, que envolve tecidos duros e calcificados, a doença periodontal abrange tecidos duros e moles. Isso dificulta a mensuração, pois os sinais de alteração patológica periodontais envolvem mudanças de cor nos tecidos, edema, sangramento e alterações ósseas. Esses sinais refletem ainda mudanças de profundidade do sulco ou das bolsas patológicas, bem como perda da função dos dentes pela mobilidade dental.[9]

Dessa forma, estudos epidemiológicos de doenças periodontais são difíceis de interpretar em razão da diversidade de medidas utilizadas para descrever e quantificar a doença e da falta de definição e de classificação uniforme.[10]

Atualmente, existem lacunas fundamentais no conhecimento de algumas questões relacionadas à doença periodontal, tais como:

- o desconhecimento dos mecanismos de iniciação e progressão da doença;
- a incapacidade para identificar as formas de gengivite de alto risco que progridem para a periodontite;
- a falta de evidências sobre como prevenir efetivamente as doenças;
- a incapacidade para detectar a atividade da doença e prever a eficácia do tratamento; e

ATENÇÃO

A doença periodontal é um dos principais agravos em saúde bucal, sendo o segundo maior problema de saúde pública em odontologia, visto sua prevalência e sua severidade.

LEMBRETE

Em termos populacionais, os problemas periodontais, de modo geral, aumentam com a idade.

- a limitação das informações sobre os efeitos da integração da saúde periodontal como parte de um programa de saúde destinado a promover a saúde geral e a prevenção de doenças crônicas.

Com a efetiva colaboração global para resolver os problemas de desigualdade que as doenças periodontais envolvem, acredita-se que o impacto dessas doenças na saúde oral poderia ser reduzido significativamente em um futuro próximo.[6]

FATORES DE RISCO ASSOCIADOS

Fator de risco

Uma exposição estatisticamente relacionada a uma variável de desfecho, por exemplo, o fumo e a doença periodontal.[11]

A compreensão e a identificação dos fatores de risco são necessárias para identificar precocemente os indivíduos que podem desenvolver a doença periodontal. Dessa forma, por meio de medidas de prevenção e de promoção da saúde, é possível intervir no processo a fim de evitar a instalação da doença ou de reduzir sua progressão.

Uma das definições mais completas de fator de risco, adotada também pelo World Workshop on Periodontics, é a que o descreve como "fatores ambientais, demográficos, comportamentais ou biológicos confirmados pela sequência temporal, geralmente em estudos longitudinais que, se presentes, aumentam diretamente a probabilidade de a doença ocorrer e, se ausentes ou removidos, reduzem a probabilidade".[12]

LEMBRETE

A prevenção da doença periodontal está diretamente ligada a ações que visem à promoção da saúde, ao controle dos fatores de risco, ao acesso aos serviços de saúde e à remoção do biofilme e do cálculo.[15]

A doença periodontal tem o seu desenvolvimento acelerado em pacientes portadores de doenças metabólicas (diabetes, hipertensão e alterações hormonais), imunossuprimidos e fumantes. Além disso, ela constitui, atualmente, um importante fator de risco também para parto prematuro, nascimento de crianças com baixo peso, doenças vasculares e cardíacas. As diferenças clínicas na severidade e na prevalência da doença podem ser explicadas pela presença desses fatores de risco.[13] Assim, a literatura vem mostrando que indivíduos com doença periodontal têm um risco aumentado de apresentar doenças cardiovasculares, infecções respiratórias, efeitos adversos na gravidez, artrite reumatoide e diabetes melito. Isso sugere que a inflamação sistêmica periodontal devida a agentes patogênicos associados à doença periodontal pode desempenhar um papel na iniciação e na progressão de algumas doenças sistêmicas, devendo as infecções periodontais ser consideradas como fator de risco em potencial para várias dessas doenças.[14]

Manfredini[16] afirma que "[...] as reflexões mais recentes apontam para a necessidade de que o planejamento das ações coletivas em saúde bucal não se limite ao problema da cárie dentária ou que sejam desenvolvidas apenas para crianças". Seguindo esse raciocínio, parece evidente a necessidade de atenção por parte do gestor em saúde para o planejamento de ações voltadas a outras doenças como o câncer bucal e a doença periodontal, por exemplo.

O Manual Técnico de Promoção da Saúde e Prevenção de Riscos e Doenças na Saúde Suplementar[15] destaca os principais fatores de risco para a doença periodontal, assim como a sugestão de ações individuais e coletivas (Quadro 3.1).

QUADRO 3.1 — Principais fatores de risco para a doença periodontal

Principais fatores de risco
- Fatores culturais e socioeconômicos
- Doenças metabólicas (diabetes, hipertensão)
- Alterações hormonais
- Tabagismo
- Ausência de controle de biofilme
- Presença de fatores retentivos de biofilme
- Imunodepressão e estresse

Ações individuais sugeridas
- Exame clínico e radiográfico
- Sondagem periodontal
- Avaliação dos fatores de risco presentes
- Avaliação da presença de sangramento gengival, de cálculo e de perda de inserção periodontal
- Orientações sobre o controle da placa (físico e químico)
- Remoção profissional de placa
- Remoção de cálculo e polimento coronário
- Remoção de fatores retentivos de placa
- Consultas periódicas para avaliação e controle

Ações coletivas sugeridas
- Atividade educativa multiprofissional (envolvimento de dentistas, médicos, nutricionistas)
- Orientação sobre os fatores de risco para o desenvolvimento da doença
- Orientação específica para os grupos de risco (diabéticos, gestantes, hipertensos)
- Orientações sobre o controle do biofilme (físico e químico)
- Distribuição de escovas, dentifrício fluoretado e fio dental
- Revelação de placa e escovação supervisionada

Fonte: Brasil.[15]

Esse manual ainda enfatiza que a reorientação do modelo de atenção em saúde bucal na saúde suplementar possui algumas diretrizes baseadas na Política Nacional de Saúde Bucal do Ministério da Saúde.[17] São algumas delas:

1. Assegurar a integralidade nas ações de saúde bucal, articulando o individual com o coletivo, a promoção e a prevenção com o tratamento e a recuperação da saúde, não descuidando da atenção nas situações de urgência;

2. Estimular a interdisciplinaridade e o multiprofissionalismo, respeitando os limites da cobertura contratada;

3. Estimular as ações de promoção e prevenção de riscos, intervindo positivamente no processo saúde-doença-cuidado,

com especial atenção para a higiene bucal supervisionada e a evidenciação de placa, além da terapia básica periodontal (raspagem e alisamento radicular);

4. Utilizar ações educativo-preventivas como estratégia de ação, objetivando a apropriação do conhecimento sobre o processo saúde-doença-cuidado, incluindo fatores de risco e de proteção à saúde bucal, estimulando o indivíduo a mudar seus hábitos, apoiando-o na conquista de sua autonomia e no autocuidado. Compreende a abordagem dos fatores de risco ou de proteção comuns para doenças da cavidade oral (doenças cárie, periodontal e maloclusão) e para outros agravos (diabetes, hipertensão, obesidade, trauma e câncer), discutindo os efeitos do tabagismo, do sedentarismo e de práticas alimentares inadequadas.

Alguns trabalhos recentes vêm mostrando também a importância da avaliação de indicadores socioeconômicos em estudos de saúde bucal, uma vez que indivíduos com maior prevalência de cárie/doença periodontal fazem parte de grupos com baixas condições socioeconômicas e financeiras, ou seja, trata-se de indivíduos que provavelmente têm acesso inadequado a programas odontológicos preventivos e assistenciais, a dentifrícios ou mesmo a informações de cunho educativo.[18-24]

Nesse sentido, recente revisão sistemática seguida de metanálise mostrou que baixos níveis de escolaridade estavam associados a um risco aumentado de desenvolver periodontite em adultos com idade a partir dos 35 anos. Embora esses achados devam ser interpretados com cautela pela consideração de problemas metodológicos nos estudos selecionados, os esforços para eliminar as iniquidades na educação quando se fala em periodontite devem se concentrar em intervenções nos períodos iniciais da vida.[25]

Além disso, outros estudos vêm mostrando que a baixa escolaridade, a baixa frequência de escovação dentária e a história familiar estão associadas ao aumento do risco de periodontite em adultos.[26] Nesse mesmo sentido, crianças cujas mães possuem curso superior apresentaram menor chance de placa visível do que aquelas cujas mães têm menor escolaridade, com associação também entre um maior acúmulo de biofilme e a presença de gengivite.[27] Em adolescentes e adultos jovens, a alta prevalência de periodontite crônica esteve associada com a idade, o *status* socioeconômico, o tabagismo e o cálculo dentário.[30]

A literatura fornece forte evidência científica da relação entre perda do elemento dental e comprometimento da saúde bucal e da qualidade de vida.[31]

ATENÇÃO

A saúde gengival em crianças também pode ser influenciada pelo gênero, pelo *status* socioeconômico, pela frequência de higiene bucal, pela textura das escovas de dentes[28] e por fatores de ordem social e cultural.[29]

EFEITOS ADVERSOS DA GRAVIDEZ: PARTO PREMATURO E BAIXO PESO AO NASCER

Há fortes evidências científicas da relação entre doença periodontal e adversidades na gestação, como parto prematuro, baixo peso ao nascer (inferior a 2.500 g) e pré-eclâmpsia, considerados exemplos de condição sistêmica associada à doença periodontal.[32,33]

Durante a gestação, o aumento nos níveis de estrogênio, especialmente da progesterona, resultam em uma maior permeabilidade vascular, em edema gengival, no aumento dos níveis de fluido crevicular e na produção de prostaglandina, o que pode levar ao desenvolvimento da gengivite e da periodontite.[34,35]

A fim de identificar as variáveis preditoras envolvidas na exacerbação da inflamação gengival associada à gravidez, o índice de placa mostrou-se o mais forte preditor durante a gravidez e após o parto. No 2º e no 3º trimestre, a presença de *Porphyromonas gingivalis* contribuiu significativamente para o agravamento da inflamação gengival.[36]

Um estudo realizado com um grupo de mulheres brasileiras grávidas de baixo risco com idades entre 18 e 42 anos observou elevada prevalência da doença periodontal, e os principais fatores associados foram **sangramento gengival** à sondagem, **idade gestacional avançada** e **obesidade**. Dessa forma, programas de saúde bucal devem ser incluídos no pré-natal, especialmente para populações de baixa renda. Essa ação deve fornecer informações sobre higiene bucal e tratamento periodontal particularmente entre as mulheres com maior risco, já que a saúde bucal durante a gravidez é importante para minimizar os possíveis efeitos perinatais indesejáveis e melhorar a qualidade de vida e o bem-estar da futura mãe e de seu bebê.[37]

Reis e colaboradores,[38] em uma revisão de literatura, concluíram que, embora a gestação por si só não seja responsável, por exemplo, pela cárie e pela doença periodontal, **faz-se necessário o acompanhamento odontológico no pré-natal**, com vistas à identificação de riscos à saúde bucal, à necessidade de tratamento curativo e à realização de ações de natureza educativo-preventivas, considerando-se que as alterações hormonais da gravidez poderão agravar as afecções já instaladas.

Assim, a gestante pode ser considerada uma paciente com risco para desenvolver problemas periodontais, sendo importante planejar programas educativo-preventivos direcionados a esse grupo a fim de ajudar na manutenção da saúde gengival durante a gravidez e evitar o desenvolvimento de problemas periodontais severos no futuro.[39] Além disso, a cooperação entre médicos obstetras ou clínicos gerais e periodontistas é uma estratégia a ser desenvolvida na prevenção e no tratamento da doença periodontal.[40]

Segundo as Diretrizes da Política Nacional de Saúde Bucal,[17] algumas orientações para o grupo de gestantes devem ser destacadas, visto o

Parto prematuro

É aquele que ocorre com menos de 37 semanas completas de gestação.

ATENÇÃO

O índice de placa mostrou-se o mais forte preditor de inflamação gengival durante a gravidez e após o parto.

papel fundamental que a mãe tem nos padrões de comportamento apreendidos durante a primeira infância. Em trabalho conjunto com a equipe de saúde, a gestante, ao iniciar o pré-natal, deve ser encaminhada para uma consulta odontológica que inclua os seguintes atos:

- orientação sobre a possibilidade de atendimento durante a gestação;
- exame de tecidos moles e identificação de risco à saúde bucal;
- diagnóstico de lesões de cárie e necessidade de tratamento curativo;
- diagnóstico de gengivite ou doença periodontal crônica e necessidade de tratamento; e
- orientações sobre hábitos alimentares (ingestão de açúcares) e higiene bucal.

> **ATENÇÃO**
>
> As diretrizes ressaltam que, em nenhuma hipótese, a assistência será compulsória, respeitando-se sempre a vontade da gestante, sob pena de gravíssima infração ética.

Em uma revisão sistemática, evidenciou-se que o tratamento da doença periodontal materna (tipos de intervenção: raspagem e alisamento radicular (RAR) *versus* nenhum tratamento; RAR *versus* debridamento supragengival/polimento dos dentes; ou RAR e antibióticos sistêmicos *versus* debridamento supragengival/polimento dos dentes) não diminuiu o risco de parto prematuro e/ou baixo peso ao nascer. No entanto, a influência de aspectos específicos que não foram investigados (diagnóstico, extensão e gravidade da doença e sucesso do tratamento da doença periodontal materna) deve ser avaliada em futuros ensaios clínicos randomizados controlados. Apesar disso, as mulheres grávidas com doença periodontal devem ser instruídas sobre a importância de um tratamento adequado para a manutenção da saúde periodontal, sendo que os obstetras poderiam aconselhá-las a passar por um exame periodontal como parte da rotina de avaliações do pré-natal.[41]

Uma revisão seguida de metanálise mostrou evidências de que o tratamento periodontal durante a gravidez pode reduzir a incidência de parto prematuro e baixo peso ao nascer. No entanto, os autores salientam que os achados necessitam ser melhor validados por meio de mais estudos controlados.[42]

A possível relação entre doença periodontal e pré-eclâmpsia, uma importante complicação na gravidez, foi o objetivo de revisão sistemática. Oito estudos observacionais relataram uma associação positiva entre doença periodontal e pré-eclâmpsia, e nenhum dos ensaios controlados randomizados evidenciou reduções na taxa de pré-eclâmpsia após terapia periodontal durante a gravidez. Portanto, é questionável se a doença periodontal desempenha um papel causal na patogênese da pré-eclâmpsia, o que possibilita pensar que a associação observada nesses estudos pode ser o resultado da indução da doença periodontal decorrente do estado de pré-eclâmpsia, ou pode ser um epifenômeno de uma resposta exagerada inflamatória da gravidez. Sugere-se a condução de outros ensaios clínicos controlados randomizados com pré-eclâmpsia como desfecho primário e estudos fisiopatológicos para explorar a causalidade e dissecar mecanismos biológicos envolvidos.[43]

Outro estudo mostrou que o tratamento periodontal (terapia periodontal e instrução de higiene bucal) completado antes das 35 semanas de gestação teve efeito benéfico no peso ao nascer e no tempo do parto em mulheres com ameaça de parto prematuto e com periodontite inicial crônica localizada. A incidência de parto prematuro e baixo peso ao nascer em mulheres que receberam tratamento periodontal foi significativamente menor do que no grupo controle (ausência de tratamento periodontal).[44]

Nesse contexto, um número crescente de estudos fornece evidências de que o cuidado profissional e a boa higiene bucal podem trazer benefícios para a diminuição da prevalência de recém-nascidos prematuros de baixo peso em mulheres que sofrem de periodontite, embora conclusões definitivas ainda não tenham sido alcançadas.

Futuras mães com periodontite não somente podem ter um risco aumentado de ter recém-nascidos prematuros de baixo peso como também muitas vezes podem sofrer de pré-eclampsia, a qual pode ser etiopatogeneticamente associada a altas concentrações de vários mediadores inflamatórios.[35]

Nesse sentido, o diagnóstico de doença periodontal na gravidez requer a realização de um frequente monitoramento da paciente, a fim de minimizar as chances de ocorrência de partos prematuros. Na presença de um quadro de periodontite severa ou agressiva, pode-se lançar mão do uso de antibióticos (metronidazol ou amoxicilina) como coadjuvantes dos tratamentos mecânicos (raspagem e alisamento radicular),[40] já que estudos mostram que não há efeitos deletérios em seu uso, especialmente do metronidazol.[45]

Dessa forma, parece óbvio que há um impasse sobre as conclusões de tais revisões sistemáticas, as quais foram desenvolvidas utilizando diferentes examinadores, técnicas de busca e critérios de seleção. Contudo, diante dos atuais conhecimentos relativos ao desenvolvimento da doença periodontal e a sua relação com doenças sistêmicas, além dos aspectos próprios da gestação que levam a um risco aumentado de desenvolvimento de problemas em saúde bucal, é oportuno sugerir cuidados especiais para esse grupo de pacientes.

DIABETES MELITO

Diabetes melito (DM) é uma doença metabólica caracterizada por um aumento anormal do açúcar ou glicose no sangue, o qual provoca inúmeras alterações de ordem sistêmica. Segundo dados da Federação Internacional de Diabetes, o diabetes melito atingiu, em 2011, **366 milhões de pessoas no mundo**, e estima-se que esse número chegue a 552 milhões em 2030, devido ao envelhecimento populacional, a hábitos alimentares incorretos, à obesidade e ao sedentarismo. No Brasil, no ano de 2011, o número de pessoas portadoras de diabetes na faixa etária de 20 a 79 anos foi de 12,4 milhões.[46] As complicações orais dessa patologia são múltiplas e incluem xerostomia, risco aumentado de cárie e presença de problemas periodontais.[47]

Alguns estudos reconhecem que o DM constitui um fator de risco adquirido, favorecendo a suscetibilidade, a ocorrência e a progressão das doenças periodontais.[48-51]

Diabetes

É uma síndrome metabólica de origem múltipla, decorrente da falta de insulina e/ou da incapacidade de a insulina exercer adequadamente seus efeitos.

SAIBA MAIS

Produzida pelo pâncreas, a insulina é responsável pela manutenção do metabolismo da glicose. A falta desse hormônio provoca déficit na metabolização da glicose e, consequentemente, diabetes, que se caracteriza por altas taxas de açúcar no sangue (hiperglicemia) de forma permanente.

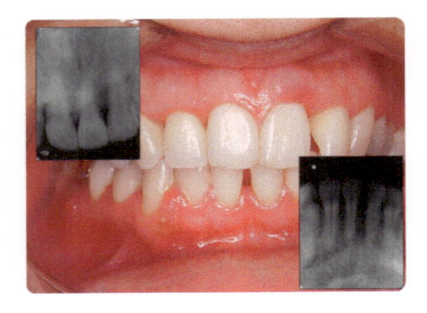

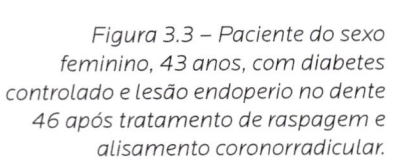

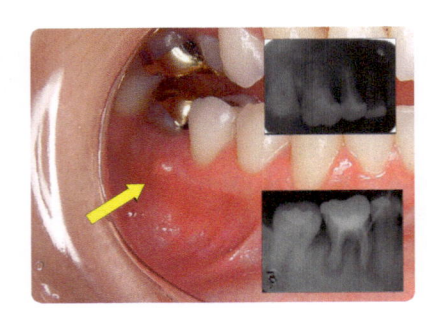

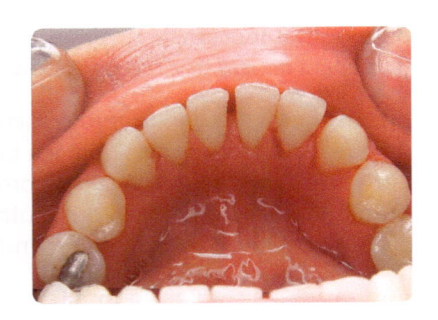

Figura 3.3 – Paciente do sexo feminino, 43 anos, com diabetes controlado e lesão endoperio no dente 46 após tratamento de raspagem e alisamento coronorradicular.

Evidências científicas mostram maior prevalência, extensão e severidade da doença periodontal em indivíduos portadores de diabetes, o que pode ter relação com o controle metabólico. Ou seja, indivíduos metabolicamente descompensados podem ter maior inflamação gengival, maior perda de inserção periodontal e maior perda óssea quando comparados a pacientes com bom controle metabólico ou sistematicamente sadio. Também vem sendo apontado que a doença periodontal influencia no controle do diabetes, pois dificulta o controle da glicemia, podendo predispor a resistência à insulina e desencadear um estado de hiperglicemia crônica.[50]

> **ATENÇÃO**
> O diabetes melito está diretamente relacionado a um maior risco de desenvolvimento de doença periodontal.[48-51]

A Estratégia da Saúde da Família possibilitou a reorganização da Atenção Básica em Saúde no Brasil, surgindo para alterar o modelo hospitalocêntrico e propor a humanização do atendimento de forma integral e universal. Assim, propõe-se que os profissionais de saúde passem a olhar o indivíduo como um todo e a direcionar o cuidado à promoção da saúde e à prevenção de doenças considerando, além dos aspectos biológicos envolvidos, a contextualização do indivíduo no ambiente sociocultural em que está inserido. Dessa forma, reconhece-se que a doença periodontal pode ser vista como um problema que não apenas acomete os tecidos de sustentação dos dentes, mas que apresenta relação direta com algumas doenças sistêmicas, tornando inevitável a estruturação de uma equipe multidisciplinar para promover a atenção em todos os níveis.[52]

Um estudo que avaliou a organização do atendimento aos indivíduos com DM no SUS a partir de dados das condições periodontais observou que, com relação à integralidade da atenção ao diabético, apesar de a maioria estar sob acompanhamento médico, somente 27,3% estavam sob tratamento odontológico na rede básica, 3,6%

Figura 3.4 – Paciente do sexo feminino, 41 anos, com diabetes não compensado.

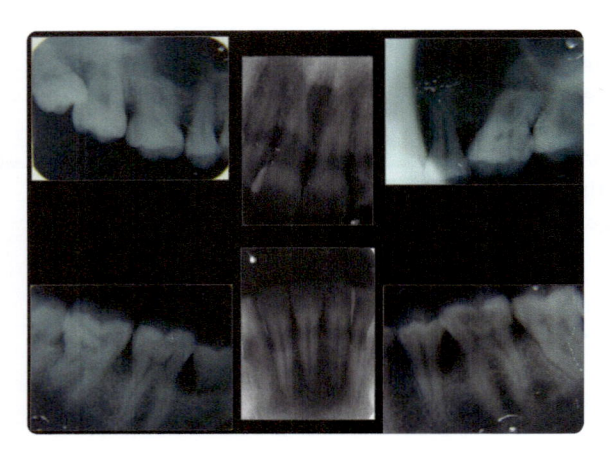

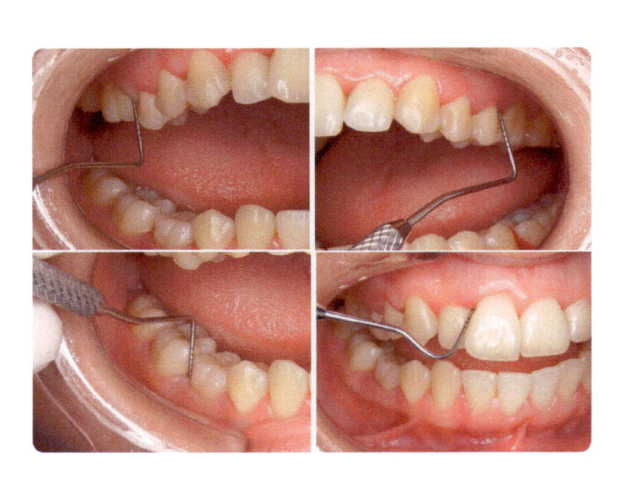

recebiam atendimento especializado em odontologia, e apenas 3,4% eram atendidos por outros profissionais da saúde. Nessa perspectiva, a participação efetiva da equipe de saúde bucal no apoio ao cuidado aos usuários que apresentam doenças crônicas como o DM aponta para uma abordagem voltada aos princípios da integralidade.[53]

Alguns indicadores subjetivos vêm sendo utilizados para avaliar o impacto da saúde na qualidade de vida dos indivíduos. Com o propósito de avaliar a possibilidade de a doença periodontal comprometer a qualidade de vida de indivíduos portadores de DM, um estudo mostrou que diabéticos com periodontite leve a avançada apresentaram maiores impactos negativos na qualidade de vida que diabéticos periodontalmente saudáveis, sugerindo o desenvolvimento de programas específicos a fim de minimizar os efeitos negativos da doença periodontal na qualidade de vida desses indivíduos.[54]

A literatura vem mostrando a possível influência de variáveis socioeconômicas, comportamentais e clínicas na prevalência de doença periodontal.

Um estudo conduzido em Belo Horizonte em indivíduos com idade acima de 30 anos mostrou que alguns determinantes múltiplos estão associados à prevalência de periodontite em pacientes com diabetes. Indivíduos do sexo masculino, com diabetes há mais de 8 anos, tabagistas e com mais de 12 dentes na boca tiveram maior prevalência de periodontite.[55]

Dessa forma, a introdução de cuidados preventivos e a intervenção precoce em indivíduos diabéticos constituem uma estratégia importante em termos de saúde pública para a manutenção da saúde periodontal.

TABAGISMO

Atualmente, sabe-se que 25 doenças diferentes estão relacionadas ao tabagismo, que é, por isso, considerado pela Organização Mundial da Saúde (OMS) um dos mais graves problemas de saúde pública no mundo. Segundo a OMS, a cada ano morrem cerca de 5 milhões de pessoas em todo o mundo devido ao consumo de tabaco.[56]

Analisando uma coorte de nascidos vivos em Pelotas/RS, os autores mostraram que meninas provenientes de família de baixa renda com mães que fumaram durante a gravidez e pais com problemas de álcool são mais propensas a fumar, embora a prevalência do tabagismo seja semelhante entre meninos e meninas, e os fatores de risco para fumar sejam diferentes entre os sexos.[57]

Substâncias químicas fazem o organismo do fumante reagir vagarosamente à agressão, diminuindo consideravelmente sua imunidade, ou seja, deprimindo o sistema imune. Nos fumantes, os sinais de doença periodontal podem ser mascarados pelas alterações nas respostas inflamatórias gengivais, dificultando o diagnótisco precoce em pacientes jovens.

ATENÇÃO

O ambiente social parece ser o mais forte preditor do uso de tabaco na adolescência.

LEMBRETE

O tabagismo propicia um desequilíbrio no meio oral, favorecendo o desenvolvimento de bactérias mais agressivas causadoras da doença periodontal.

Fatores de risco como o fumo e o álcool, além de gerar malefícios para a saúde geral, podem predispor ao mau hálito, ao câncer bucal, a manchas nos dentes ou à doença periodontal. Nas últimas duas décadas, evidências científicas vêm mostrando por meio de estudos epidemiológicos uma associação causal entre tabagismo e doença periodontal. Fumantes apresentam maior velocidade de progressão da doença periodontal e maior risco de perda dentária, portanto deve-se enfatizar a importância da redução do fumo para a manutenção da saúde geral e bucal.[15,58]

Sendo o tabagismo um importante fator de risco para a periodontite, a alta prevalência de fumantes em qualquer população torna o hábito de fumar um alvo possível para a intervenção em saúde pública. A magnitude do risco associado entre tabagismo e periodontite varia entre os estudos na literatura, e essa variação é o resultado mais de uma definição do caso que de limitações dos estudos populacionais. O tabagismo foi identificado consistentemente como um fator de risco para periodontite, mas as estimativas de risco variaram entre os estudos, sendo sua comparação afetada pela falta de uniformidade das definições de casos de periodontite e de condições de tabagismo.[59]

> **ATENÇÃO**
> Uma recente revisão sistemática observou que todos os trabalhos avaliados relataram associações significativas entre tabagismo e perda dental.[60]

Quatro estudos relataram relações dose-resposta entre a exposição ao fumo e o risco de perda dental, e foi evidente em seis estudos a diminuição do risco de perda do elemento dental por ex-fumantes. Com base nisso, uma associação causal entre tabagismo e perda de dentes é altamente provável. Contudo, mais estudos utilizando um desenho de coorte e em diferentes populações são necessários para confirmar essa associação.[60]

Uma revisão de literatura mostrou que, se não houver colaboração dos fumantes em parar de fumar, os resultados da terapia periodontal serão insatisfatórios em relação aos dos não fumantes. Assim, o cirurgião-dentista inserido na Equipe de Saúde da Família exerce papel importante na prevenção e na promoção da saúde ao conscientizar o usuário quanto aos malefícios causados pelo tabagismo, tanto na saúde geral como na saúde bucal, incentivando-o a abandonar o hábito.[61]

Nesse contexto, a relação entre tabagismo e doenças periodontais tem sido estudada extensivamente nos últimos 15 anos, tanto em estudos transversais como longitudinais, fornecendo evidência epidemiológica forte de uma positiva associação entre o tabagismo e os sinais clínicos e radiográficos de periodontite, bem como um aumento do risco de periodontite em fumantes. Portanto, é convincente a evidência da influência deletéria do fumo sobre a saúde periodontal.[62]

DOENÇAS CORONARIANAS

Dados recentes têm sugerido que a doença periodontal é um importante fator de risco ou marcador de doença coronariana, independentemente dos fatores de risco tradicionais associados, como o *status* socioeconômico. Na perspectiva da saúde pública, mais pesquisas devem ser conduzidas para esclarecer esse vínculo, sendo ideal lançar mão de ensaios clínicos controlados randomizados como estratégia de acompanhamento dos pacientes.[63]

Ávila e colaboradores[64] investigaram a frequência da doença periodontal em gestantes portadoras de valvopatia reumática e observaram, pelo estudo clínico e microbiológico, igual frequência da doença periodontal em portadoras de valvopatia reumática quando comparadas às mulheres saudáveis. No entanto, a doença periodontal, incluindo perda óssea, parece estar envolvida na **doença arterial coronariana**, com evidências de que uma perda óssea acima de 50% aumenta o risco de lesão complexa múltipla. Esse resultado pode trazer implicações clínicas importantes para a prevenção e o tratamento da doença arterial coronariana.[65]

TERAPIA BÁSICA PERIODONTAL

Ambas as terapias periodontais (não cirúrgicas e cirúrgicas) são importantes no controle da maioria das formas de doença periodontal. Às vezes, a terapia não cirúrgica é adequada para controlar a doença em casos mais simples e para retardar a progressão e manter a estabilidade periodontal em casos mais avançados. Outras vezes, ambas as terapias podem ser indicadas para obter resultados satisfatórios.[66]

A **terapia básica periodontal** (não cirúrgica) compreende um conjunto de procedimentos terapêuticos a fim de eliminar o agente etiológico local visando ao **controle**, à **manutenção** e ao **monitoramento** permanente da saúde periodontal.[66] Pode-se dividi-la em duas etapas distintas: a primeira consiste na raspagem, no alisamento e no polimento coronário supragengival com o objetivo de controlar o biofilme supragengival; a segunda compreende a raspagem e o alisamento radicular subgengival com o propósito de controlar o biofilme subgengival.[67]

Para obter resultados satisfatórios, a terapia periodontal não cirúrgica requer tempo, esforço, boa capacidade de diagnóstico e habilidade clínica. Os resultados são determinados por meio da avaliação da doença periodontal após a terapia, em que o tratamento cirúrgico ou não cirúrgico pode ser recomendado. É importante que a avaliação continue durante toda a fase da terapia e ao longo da vida. Os clínicos devem:

- continuar a desenvolver e a aprimorar suas habilidades de diagnóstico;
- avaliar os fatores que afetam o diagnóstico e o prognóstico;
- formular um plano de tratamento abrangente;
- prestar tratamento adequado;
- avaliar os resultados; e

- determinar quando o cuidado periodontal é indicado.

A ausência de monitoramento do *status* periodontal do paciente pode levar ao não controle da doença e à perda prematura de dentes.[66]

A raspagem e o alisamento radicular constituem um procedimento clínico de extrema valia para o controle e a eliminação do agente etiológico da doença periodontal. No entanto, exigem treinamento, tempo e habilidade clínica para a obtenção de resultados satisfatórios.[68]

Dessa forma, para alcançar um adequado controle do biofilme supragengival, é necessário realizar **raspagem** e **alisamento coronário**, eliminar fatores retentivos de biofilme (cálculo supragengival, restaurações ou próteses mal adaptadas, cárie, principalmente na região cervical, degraus na junção cemento-esmalte, raiz residual, aumento de volume gengival dificultando o controle do biofilme) e orientar para a higiene bucal. Já a **raspagem** e o **alisamento radicular** para controlar o biofilme subgengival possibilitam a redução ou a eliminação da microbiota patogênica com reversão dos tecidos periodontais inflamados (sangramento e/ou supuração) para tecidos com aspecto clínico saudável, a redução da profundidade de sondagem e a manutenção ou o ganho nos níveis de inserção clínica periodontal.[67]

O objetivo do tratamento da periodontite é reduzir a infecção nos tecidos periodontais por meio de higiene bucal rigorosa e tratamento mecânico (raspagem e alisamento radicular e cirurgia),[4] podendo associar-se à terapia antimicrobiana com a administração de antibiótico sistêmico para as formas de periodontite crônica severa e agressiva.[69]

Apesar disso, recente revisão sistemática mostrou-se inconclusiva sobre os efeitos benéficos e adversos da raspagem e do alisamento coronorradicular e os efeitos dessa intervenção considerando intervalos de tempo diferentes na saúde periodontal em adultos, sugerindo a necessidade de estudos futuros para melhor elucidar essa questão.[10]

CONTROLES MECÂNICO E QUÍMICO DO BIOFILME DENTAL

O controle do acúmulo de biofilme dental vem sendo discutido há muito tempo na prevenção da doença periodontal. Como já afirmado anteriormente, o fator etiológico determinante para a cárie e a doença periodontal é o biofilme dental, sendo que a correta higienização da cavidade oral é a medida mais direta e abrangente no controle e no tratamento das doenças bucais. O controle do biofilme dental representa um conjunto de medidas que visam a sua remoção, podendo ser realizado por meios mecânicos e/ou químicos.

CONTROLE MECÂNICO

Existe um consenso na literatura científica em afirmar que o controle mecânico do biofilme dental é um método reconhecidamente aceito, bastante difundido e empregado no tratamento e na prevenção das doenças bucais. Quando realizado pelo próprio paciente, é denominado de autocontrole, o qual pode ser definido como um conjunto de ações e decisões tomadas pelo indivíduo com a finalidade de prevenir, diagnosticar e tratar qualquer desvio de sua própria saúde. Essa é uma estratégia considerada apropriada para o controle da doença periodontal.

Nesse sentido, um dos campos de ação da filosofia de promoção da saúde consiste nas atividades dirigidas à transformação dos comportamentos dos indivíduos, ou seja, no desenvolvimento de habilidades e atitudes pessoais favoráveis à saúde (**empoderamento**), com a preparação destes para o controle e a responsabilidade sobre sua própria saúde.[70] Assim, os programas ou as atividades de promoção da saúde devem fornecer subsídios que permitam aos indivíduos ter voz, visibilidade, influência e capacidade de ação e de decisão no controle dos determinantes que incidem sobre sua saúde, buscando soluções para combatê-los.[71]

Nesse contexto, é importante ressaltar que as ações de educação em saúde bucal e a motivação de forma continuada são estratégias que caminham juntas no sucesso do controle mecânico individual, pois estimulam o indivíduo a mudar hábitos, a tomar decisões e a ter maior autonomia no cuidado com sua saúde. Mas vale lembrar que cabe ao profissional de saúde saber ouvir, entender e conhecer o paciente, pois as pessoas são diferentes, cada qual provém de realidades distintas, com a sua maneira de viver, seu jeito de pensar, de agir e de lidar com os seus problemas.

> **LEMBRETE**
>
> Para se obter sucesso no controle mecânico individual, devem-se unir as ações de educação em saúde bucal e a motivação de forma continuada.

A remoção mecânica do biofilme dental com a correta higienização por meio da escovação e do uso do fio dental constitui uma estratégia universal, eficaz, simples e de baixo custo na medida em que possibilita a desorganização e a remoção do biofilme, atuando diretamente na redução da prevalência das doenças periodontais inflamatórias. Acrescenta-se também o fato de a limpeza interdental regular estar diretamente associada a melhores resultados na higiene bucal, com redução do biofilme dental e da gengivite (Figs. 3.5 e 3.6).[41]

> **LEMBRETE**
>
> A correta escovação e o uso do fio dental constituem uma estratégia universal, eficaz, simples e de baixo custo para a redução das doenças periodontais inflamatórias.

Renz e colaboradores,[72] em recente revisão sistemática cujo objetivo foi determinar o impacto de intervenções baseadas em modelos psicológicos e quadros teóricos voltados para aumentar a adesão de pacientes adultos com doença periodontal, concluíram fraca evidência científica quanto à influência das abordagens psicológicas para a gestão do comportamento na melhora dos comportamentos de higiene bucal. Apesar disso, é necessário ressaltar que a adesão aos cuidados de higiene bucal é também parte essencial no sucesso do tratamento e na prevenção da doença periodontal.

Vale acrescentar que, para se introduzir hábitos de higiene saudável e lançar mão de programas de educação em saúde, a primeira infância

Figura 3.5 – Evidenciação de placa antes da raspagem e alisamento coronorradicular.

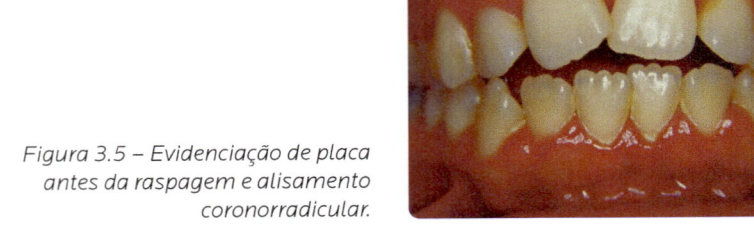

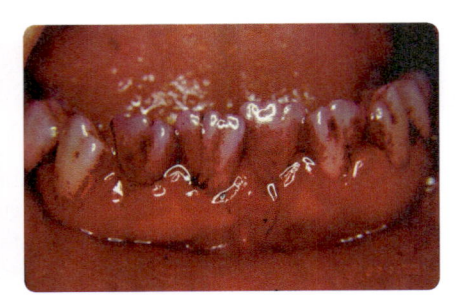

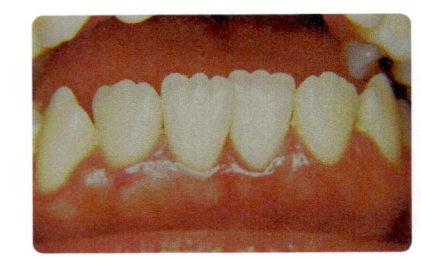

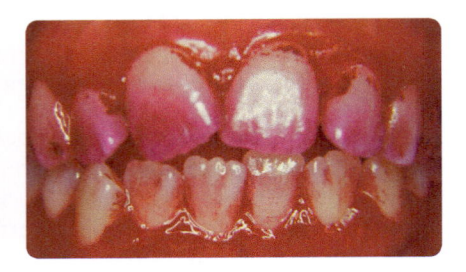

Figura 3.6 – Evidenciação de placa após raspagem e alisamento coronorradicular.

corresponde a uma etapa fundamental. Destaca-se nessa fase a importância da participação dos pais e do ambiente escolar, ambos auxiliando no processo de ensino e de motivação. É necessário que ações educativas voltadas à primeira infância sejam priorizadas na atenção primária à saúde de forma a incluir os responsáveis pelas crianças, uma vez que a família tem grande impacto no desenvolvimento dos hábitos de saúde bucal da criança.[73]

Diante da possibilidade de controlar doenças diretamente relacionadas à presença de biofilme dental em razão da sua contínua e eficaz desorganização, a educação continuada e a motivação para a saúde, por meio de programas educativos, são aspectos relevantes no contexto da odontologia preventivo-educativa.[74] Reforços motivacionais em programas educativos-preventivos atuam positivamente na redução do biofilme dental e do sangramento gengival.[75,76]

LEMBRETE

A educação continuada e a motivação para a saúde, por meio de programas educativos, são aspectos relevantes no contexto da odontologia preventivo-educativa.[74]

CONTROLE QUÍMICO

O controle mecânico do biofilme supragengival é aceito como uma das medidas mais importantes para tratar e prevenir a cárie e doenças periodontais; no entanto, manter as superfícies dentais livres de biofilme não é uma tarefa fácil. Assim, os agentes químicos na forma de bochechos têm sido estudados para ajudar a superar as dificuldades envolvidas, mostrando-se clinicamente eficazes na redução do biofilme e da inflamação gengival quando utilizados como **adjuvantes no controle mecânico**.[77] Ou seja, funcionam como instrumentos auxiliares dos programas de prevenção para pacientes pouco colaborativos e com pobre higiene bucal, podendo ser usados com eficácia antes mesmo do início do tratamento, a fim de diminuir o número de microrganismos presentes, reduzindo riscos.[78]

PRESCRIÇÃO

A clorexidina é considerada a principal substância de escolha no controle químico do biofilme dentário, pois apresenta amplo espectro, atuando sobre bactérias Gram-positivas e Gram--negativas.[80] Pode ser utilizada na forma de bochecho, isto é, no pré-operatório, na concentração de 0,2% com 10 mL da solução durante 1 minuto; no pós-operatório cirúrgico ou como coadjuvante no controle mecânico, seu uso é de 15 mL na concentração de 0,12%, por 1 minuto, 2 vezes ao dia, após 30 minutos da escovação. As duas formulações demonstram resultados clínicos satisfatórios: a redução de biofilme observada varia de 50 a 55%, e a de gengivite é superior a 45%.[2,80]

São observados alguns efeitos adversos no uso de clorexidina: pigmentação amarronzada nos dentes, em restaurações, na mucosa e no dorso da língua, alterações no paladar, gosto amargo na boca, aumento na formação de cálculo e, mais raramente, erosão da mucosa e inchaço da glândula parótida. Todos esses efeitos, porém, são reversíveis com a interrupção do fármaco e com profilaxia e polimento coronário profissional.[81]

Recente metanálise indicou que os agentes antimicrobianos de uso domiciliar podem proporcionar uma redução da gengivite maior do que a obtida apenas com a escovação e o uso do fio dental. Tais agentes podem também auxiliar na limpeza de áreas de difícil acesso de higienização, tais como superfícies interproximais. Particularmente, as formulações contendo clorexidina (0,12%), óleos essenciais (mentol a 0,042%, timol a 0,064%, metilsalicilato a 0,060% e eucaliptol 0,092%) e os dentifrícios à base de triclosan (0,3%) e copolímero (2%) têm sido documentados com efeitos antiplaca e antigengivite, além de propriedades seguras em seu uso e com o mínimo de efeitos colaterais adversos. Em resumo, o uso auxiliar de antimicrobianos no controle do biofilme deve ser recomendado a indivíduos com dificuldades na realização adequada do controle mecânico do biofilme dental. Os autores ainda deixaram as seguintes considerações:[77]

- o uso adjunto de bochechos de óleo essencial e dentifrícios com triclosan/copolímero pode resultar em adicional redução do biofilme e da gengivite, particularmente em áreas de difícil acesso, como espaços interproximais;
- a utilização de agentes químicos pode ajudar a reduzir o acúmulo de biofilme em superfícies dos tecidos moles da cavidade oral, retardando potencialmente o acúmulo de biofilme sobre os dentes;
- agentes antimicrobianos como os óleos essenciais podem afetar o crescimento de bactérias em biofilme supragengival e interromper biofilme preexistente;
- o uso de óleo essencial e dentifrícios contendo triclosan/copolímero pode afetar a microbiota subgengival por meio da ruptura da placa supragengival contígua;
- o uso de creme dental com triclosan/copolímero pode prevenir a progressão de perda óssea em adolescentes com um risco elevado de desenvolver "periodontite precoce";

SAIBA MAIS

Estudo recente mostrou que os efeitos colaterais da clorexidina (0,12%), como manchamento e formação de cálculo, aumentam nas superfícies com presença de biofilme, sugerindo que seu uso deve ser precedido por uma desorganização desse biofilme a fim de reduzir os possíveis efeitos adversos do produto.[82]

> **ATENÇÃO**
>
> Outros produtos tais como o cloreto de cetilperidíneo a 0,05% (substantividade de cerca de 3 horas), o peróxido de hidrogênio a 1,5% (substantividade durante o bochecho) e a iodopovidona a 1% (substantividade de cerca de 1 hora) têm sido comercializados, apesar de não serem recomendados em razão de sua pouca efetividade.[80]

- o uso de creme dental com triclosan/copolímero pode impedir uma maior perda de inserção óssea em pacientes com história de periodontite, particularmente na ausência de um suporte de terapia periodontal que inclua raspagem subgengival;
- apesar de suas limitações, o meticuloso controle mecânico de biofilme supragengival é capaz de reduzir acúmulo de biofilme e prevenir a gengivite mesmo sem o uso adjunto de antimicrobianos;
- quando bem executado, o controle mecânico do biofilme supra e subgengival é capaz de prevenir mais perda de inserção periodontal em indivíduos sob manutenção periodontal mesmo sem o uso adjunto de antimicrobianos;
- o uso de enxaguatórios bucais contendo álcool não parece aumentar o risco de câncer oral.

Embora venha sendo observada uma tendência mundial de declínio na prevalência da periodontite nos últimos 30 anos,[83] as doenças periodontais, principalmente a gengivite, ainda afetam diferentes grupos, mesmo em países desenvolvidos.[84] Portanto, mesmo admitindo que o controle mecânico do biofilme dental é eficaz, os dados epidemiológicos levam a crer que esse controle não tem sido suficiente, pelo menos para alguns indivíduos. Contudo, existem muitos estudos sobre os benefícios adicionais no âmbito clínico e microbiológico associados ao uso de enxaguatórios bucais.[77,85,86]

Agentes químicos, tais como óleos, também apresentam propriedades que melhoram o controle do biofilme dental. Um estudo recentemente publicado mostrou que houve uma melhora significativa no controle do biofilme dental quando adicionado óleo vegetal ou mineral a um dentifrício disponível comercialmente, sugerindo que podem auxiliar na prevenção e/ou no controle da cárie e da doença periodontal.[87]

Tem sido verificado, nos últimos anos, um grande avanço científico envolvendo estudos químicos e farmacológicos a fim de se obter novos compostos com propriedades terapêuticas. Nesse sentido, alguns autores vêm estudando produtos naturais com potente atividade antimicrobiana, capazes de interferir no desenvolvimento do biofilme dental.[88]

A importância das indicações terapêuticas das plantas medicinais como método alternativo e de baixo custo foi demonstrada por Alves e colaboradores.[89] Segundo esse trabalho, extratos hidroalcóolicos da aroeira-do-sertão, da goiabeira e da malva apresentaram *in vitro* potencial atividade antimicrobiana e antiaderente sobre os microrganismos formadores do biofilme dental. Além disso, demonstraram atividade antifúngica sobre cepas de *Candida* isoladas da cavidade oral.

Outro estudo avaliou a atividade antimicrobiana do extrato da folha de *Myrciaria cauliflora* (Mart.) *O. Berg* (jabuticabeira) sobre *Streptococcus mitis, Streptococcus mutans, Streptococcus sanguinis, Streptococcus oralis, Streptococcus salivarius* e *Lactobacillus casei*. Concluiu-se que o extrato de *Myrciaria cauliflora* produziu uma significativa atividade bacteriostática *in vitro* sobre as bactérias do biofilme dental. Isso sugere a utilização dessa substância como meio alternativo e economicamente viável para o controle de afecções em odontologia. Os dados obtidos demonstram a eficácia do extrato estudado quando comparado aos obtidos pela clorexidina (digluconato de clorexidina a 0,12%). Esses resultados mostram a potencialidade dessas substâncias como agentes antimicrobianos eficazes sobre os microrganismos do biofilme dental, bem como sugerem a possibilidade do uso do extrato em concentrações que atinjam a concentração inibitória mínima na cavidade oral.[90]

Uma revisão bibliográfica realizada sobre plantas medicinais indicadas para afecções odontológicas apontou como espécies mais citadas *Punica granatum* L., *Althaea officinalis* L, *Salvia officinalis* L, *Calendula officinalis* L, *Malva sylvestris* L, *Plantago major* L. Esses resultados permitem traçar um perfil de espécies para uso em odontologia e contribuem para o direcionamento de pesquisas nessa área. Assim, é possível o desenvolvimento de fitoterápicos de qualidade e validados para uso odontológico, bem como a divulgação desses estudos para a população e os profissionais afins.[91]

A avaliação da atividade antimicrobiana e da capacidade de inibição da síntese de glucano *in vitro* do extrato da casca do fruto da romã (*Punica granatum Linn.*) sobre linhagens bacterianas de *Streptococcus mitis*, *Streptococcus mutans*, *Streptococcus sanguis*, *Streptococcus sobrinus* e *Lactobacillus casei* foi objetivo de um estudo cujos resultados mostram a potencialidade da *Punica granatum* na inibição do crescimento bacteriano e na síntese de glucano representada pela aderência ao vidro. Isso sugere o emprego do extrato da romã como meio alternativo no controle desses microrganismos na formação do biofilme.[92]

ESTRATÉGIAS DE PREVENÇÃO E DE PROMOÇÃO DE SAÚDE EM PERIODONTIA

São três os grupos de ações estratégicas para prevenção e promoção de saúde em periodontia:[2,93-95]

ESTRATÉGIA DE ATENÇÃO PRECOCE

Essa estratégia é baseada no diagnóstico precoce da gengivite e da periodontite leve, além de fornecer tratamento aos indivíduos que apresentem os sinais iniciais da doença com o intuito de evitar a evolução para quadros mais severos. A forma de tratamento consiste no controle do biofilme, em ações de educação em saúde e, se necessário, na instrumentação periodontal. Tem como prioridade de atenção os **grupos na faixa de idade mais jovem**.

ESTRATÉGIA DE ALTO RISCO

Tem como base o tratamento prioritário a **grupos de alto risco** de desenvolver a doença periodontal que apresentam doenças sistêmicas, tais como pacientes fumantes, diabéticos, imunossuprimidos (HIV-positivos), gestantes ou mulheres na fase pré ou pós-menopausa e cardiopatas. As ações de planejamento em saúde devem envolver uma equipe multiprofissional, com a presença de médicos, enfermeiros, terapeutas e outros profissionais. Assim, a abordagem de alto risco pode ser direcionada ao indivíduo ou a uma dada área geográfica onde haja indivíduos que apresentem alto risco.

ESTRATÉGIA POPULACIONAL

A estratégia populacional tem por princípio a aplicação de medidas a **toda a população**, independentemente de pertencer à categoria de alto ou baixo risco, para atuar em doenças bucais que são comuns e afetam essa mesma população. Caso contrário, não se justifica a aplicação de medidas populacionais, mas sim de medidas específicas para grupos de alto risco.

A estratégia populacional promove modificações no comportamento das pessoas, pois toda a comunidade está exposta a essa estratégia, o que reduz o risco para os indivíduos inseridos no grupo de alto risco. Como exemplo de estratégia populacional, podemos citar processos educativos para se consumir menos açúcar ou para realizar uma melhor higiene bucal com dentifrício fluoretado e agregar fluoreto à água de abastecimento público.[93]

As estratégias populacionais para prevenção e controle da doença periodontal estão baseadas na redução do índice de biofilme a um maior número de pessoas, reduzindo assim o número de indivíduos com alto risco à doença. Considerando o fato de que, no grupo de alto risco, há um maior número de exodontias resultantes de problemas periodontais, uma redução permanente no índice de biofilme no conjunto da população poderia induzir a uma melhora da saúde periodontal, com menor número de exodontias do que o do grupo de alto risco.

Essa estratégia considera os seguintes conceitos e medidas:

- ações para e com a comunidade, com a priorização do desenvolvimento de medidas locais, tendo a participação dos indivíduos;
- educação em saúde para grupos ou populacional, com o intuito de aumentar os conhecimentos e as práticas saudáveis em relação à saúde geral e bucal;
- adoção de práticas industriais e comerciais que favoreçam a oferta de produtos com melhor qualidade a preços acessíveis para melhorar a higiene bucal;

> **ATENÇÃO**
> A vantagem da estratégia populacional, total ou direcionada, é que ela dispensa a identificação dos grupos de alto risco. Porém, as medidas adotadas com essa estratégia podem não ser suficientes. Portanto, a combinação com estratégias de alto risco direcionadas pode ser necessária para o sucesso do controle da doença.

- participação nos movimentos para melhora das condições de vida da sociedade e do meio ambiente, principalmente das condições gerais de higiene e saneamento; e
- implantação de programas públicos de saúde bucal e de educação dos profissionais, como cirurgiões-dentistas, técnicos em saúde bucal, auxiliares e agentes de saúde, para que proporcionem atendimento de qualidade à população.

Por fim, para a escolha da melhor estratégia preventiva a ser adotada, é importante considerar o risco, os determinantes e a distribuição de determinada doença na população, assim como a efetividade de cada abordagem. Na elaboração de programas preventivos, é necessário refletir sobre qual abordagem é mais válida e qual combinação de abordagens poderia dar resultados mais custo-efetivos considerando o contexto de cada município.

Prevenção em ortodontia

Fabiana de Lima Vazquez
Karine Laura Cortellazzi

A odontologia passou a ser considerada uma profissão sanitária no Brasil a partir do século XIX. A história da saúde bucal teve seu marco na grande repercussão do declínio da incidência de cárie no século XX, no início da década de 1970.

A fluoretação das águas de abastecimento público, a adição de flúor nos dentifrícios, a conscientização do malefício do uso exagerado do açúcar, a melhora da higiene pessoal, incluindo a escovação, o maior acesso às informações e à educação foram fatores essenciais para a diminuição da prevalência da cárie nas últimas décadas.[1] Assim, o declínio da cárie possibilitou que outros agravos fossem alvos de atenção, destacando-se as alterações oclusais. Nesse sentido, a prevenção ou a intervenção precoce da maloclusão deve ser considerada a fim de reduzir a gravidade, o tempo e o custo do tratamento ou até mesmo a necessidade de tratamento ortodôntico em alguns casos.[2]

Além disso, a saúde bucal é essencial para a qualidade de vida, pois é parte integrante da saúde geral. As pessoas passaram a perceber a importância da saúde bucal para a qualidade de vida nos domínios físico, social e psicológico. A capacidade de se alimentar e a ocorrência de dor e desconforto são considerados aspectos positivos e negativos, respectivamente, muito relevantes para a qualidade de vida.[3]

A partir de 1899, quando Angle[4] classificou as maloclusões e foi reconhecido pela ortodontia, muito foi publicado sobre a incidência e a prevalência de maloclusões na população. Com base em dados da Organização Mundial da Saúde,[5] sabe-se que a maloclusão fica em 3º lugar na ordem dos problemas de saúde bucal, sendo precedida pela cárie e pela doença periodontal. No Brasil, a mesma situação se repete, o que garante que a maloclusão receba a devida atenção.

Contudo, os serviços públicos de saúde bucal com ações ou programa voltados para esse problema são poucos, e é preocupante

OBJETIVOS DE APRENDIZAGEM

- Apresentar os princípios básicos da prevenção em ortodontia
- Demonstrar a influência do aleitamento materno para a boa formação da oclusão dental
- Orientar sobre os fatores etiológicos de risco para a maloclusão
- Indicar cuidados para a prevenção de cáries e doenças periodontais para pacientes em tratamento ortodôntico
- Esboçar o atual panorama da ortodontia no Sistema Único de Saúde (SUS), definindo parâmetros para políticas públicas de prevenção

SAIBA MAIS

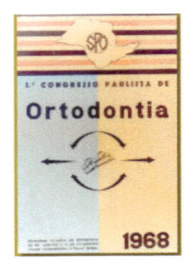

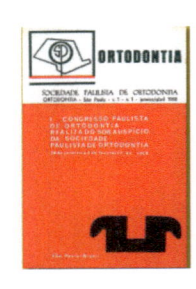

O ano de 1968 marcou a história da ortodontia no Brasil com o I Congresso Paulista de Ortodontia e o lançamento da revista Ortodontia – que mais tarde seria rebatizada de Ortodontia SPO.

SAIBA MAIS

Décadas de 1950/1960
- Criação do Ministério da Saúde (1953);
- Implementação, pelo Serviço Especial de Saúde Pública (SESP), do Sistema Incremental de Atenção ao Escolar;
- Início da fluoretação das águas de abastecimento público no Brasil, em Aimorés (MG) e Baixo Guandu (ES).
- A Lei Estadual nº 3.125 torna obrigatória fluoretação das águas de abastecimento público no Estado do Rio Grande do Sul, iniciativa pioneira no Brasil (1957).
- É realizada a III Conferência Nacional de Saúde, em que se deu um dos maiores avanços da odontologia em Saúde Coletiva – a inclusão da prevenção da cárie pelo uso do flúor no Plano Nacional de Saúde Pública (1963).

Tratamento precoce

É iniciado na dentição decídua ou na mista a fim de melhorar o desenvolvimento dental e esquelético antes da erupção dos dentes permanentes. Objetiva corrigir ou interceptar a maloclusão e diminuir a necessidade ou o tempo de tratamento na dentição permanente.[16]

a dificuldade que a população menos favorecida financeiramente tem em acessá-lo. Assim, há acúmulo de demanda das necessidades de tratamento ortodôntico onde não há acesso aos recursos preventivos mais simples e, menos ainda, aos tratamentos mais complexos.[6]

Os estudos sobre prevalência de maloclusões em saúde pública são de extrema importância para avaliar o tipo e a distribuição das doenças oclusais de uma população, a necessidade e a forma como devem ser priorizadas no tratamento e os recursos que serão necessários para realizá-lo.[7] Identificar e localizar as diferentes oclusopatias que podem surgir com o desenvolvimento e que devem ser interceptados antes do término da fase de crescimento ativo é de fundamental importância. Além dos problemas de ordem funcional causados por alterações morfológicas que podem tornar-se problemas maiores no futuro, há ainda o comprometimento estético, que traz consequências psicossociais para a criança em desenvolvimento.[8]

As maloclusões têm origem multifatorial, podendo ser ocasionadas por vários fatores, como os congênitos, os hereditários, as deficiências nutricionais ou os hábitos deletérios ou ainda por fatores diretos da arcada, como a cárie, os dentes supranumerários e a perda precoce de dentes decíduos.[9-11] Desse modo, é de grande importância uma definição clara dos critérios de diagnóstico, facilitando o planejamento das ações de prevenção e de assistência.[12]

A OMS recomenda a realização de levantamentos epidemiológicos das principais doenças bucais, com periodicidade entre 5 e 10 anos, nas idades de 5, 12 e 15 anos e nas faixas etárias de 35 a 44 e 65 a 74 anos. No último levantamento bucal realizado pelo Ministério da Saúde em 2003,[13] um dos objetivos foi identificar a prevalência das maloclusões com base nos critérios do Índice de Estética Dental (DAI). Encontrou-se uma ocorrência de 36,46% aos 5 anos; de 58,14% aos 12 anos; e de 53,23% aos 15 anos de idade. Embora o DAI não considere problemas como a mordida cruzada, a mordida aberta posterior, a sobremordida profunda e os desvios de linha média, os dados nacionais permitem traçar características que são de fundamental importância para o desenvolvimento de ações a serem propostas adequadamente às necessidades da população.[14,15]

A definição para tratamento ortodôntico precoce foi elaborada em 1997 no encontro de ortodontistas formados pela Academia Americana de Ortodontia em Quebec, onde se definiu tratamento precoce como o iniciado tanto na dentição decídua como na dentição mista, realizado para melhorar o desenvolvimento dental e esquelético antes da erupção dos dentes permanentes com o propósito de corrigir ou interceptar a maloclusão e reduzir a necessidade ou o tempo de tratamento na dentição permanente.[16] Assim, a identificação dos fatores ambientais que interagem e participam do crescimento dos maxilares e das estruturas craniofaciais deve ser o norteador para a prevenção ou a intervenção ortodôntica.

A respiração nasal, a mastigação e a deglutição são atos fisiológicos e funcionais. A amamentação, portanto, deveria ser uma atividade natural, sendo as mulheres preparadas para amamentar. Isso, porém, não ocorre na prática, sendo necessário apoio psicossocial, suporte emocional e orientação efetiva para que as mães consigam amamentar seus filhos, o que torna os programas de incentivo ao aleitamento materno de grande importância.[17]

As oclusopatias devem ser prevenidas antes que os sintomas apareçam, isto é, em nível primário. A amamentação é um fator que deve ser mantido o maior tempo possível para o bom desenvolvimento do aparelho estomatognático e, principalmente, das vias respiratórias.[24,25]

Algumas maloclusões que surgem de hábitos de sucção podem se autocorrigir com o cessar do hábito.[26-28] A interrupção do hábito deve dar-se até os 3 anos de idade, segundo Araújo;[29] Graber;[30] Salzmann;[31] entre 3 e 4 anos de idade, de acordo com Geiser e Hirshfeld;[32] Jarabak;[33] Proffit e Fields[34,35] ou até o 5º ano de vida, sob o ponto de vista de Campbell e Price.[36] Porém, uma mordida aberta anterior terá correção espontânea se o hábito anormal for eliminado antes ou na época da irrupção dos incisivos permanentes e se as estruturas envolvidas estiverem normais.[37] Se o hábito persistir após os 6 anos de idade, alguma deformidade dentoalveolar permanente pode ser esperada.[38,39]

Portanto, o tratamento precoce das maloclusões deve incluir:

- a eliminação de fatores etiológicos da maloclusão e
- a prevenção da progressão das desarmonias dentárias, esqueléticas e funcionais.

Com isso, obtêm-se condições dentofaciais favoráveis como guia da irrupção dentária em posições normais e redução das discrepâncias esqueléticas com o redirecionamento do crescimento facial, minimizando ou até mesmo eliminando a necessidade de tratamentos mais complexos na dentição permanente.[2] Além disso, a amamentação natural durante os 6 primeiros meses de vida é importante não só para a nutrição, mas para o fortalecimento do sistema imune e para o desenvolvimento correto da oclusão decídua. O desmame precoce pode levar à interrupção do desenvolvimento motor-oral adequado, o que provocaria a possibilidade de instalação de maloclusão, respiração bucal e alteração motora-oral.[40]

O conjunto de procedimentos ortodônticos preventivos adotados e implantados no paciente recebe o nome de programa.[2] Para sua eficiente execução, é necessária a organização de protocolos com objetivos a serem atingidos.[2] Na execução de um programa ortodôntico preventivo, o ato de prevenir deve estar presente em todas as atividades. Muitas vezes, intervenções pequenas podem minimizar o desenvolvimento de problemas oclusais que, ao longo do tempo, se transformariam em grandes deformidades, acarretando dificuldades de tratamento, principalmente sob o ponto de vista técnico ou social.[41]

A preservação e a obtenção da normalidade na oclusão bucal podem ser conquistadas com a implantação de medidas preventivas

SAIBA MAIS

Década de 1950
Criação dos primeiros cursos regularmente estabelecidos da especialidade:
- Sociedade Brasileira de Ortodontia (SBO) e
- Sociedade Paulista de Ortodontia (SPO).

ATENÇÃO

A introdução de outros alimentos, por meio de mamadeira principalmente, em detrimento do aleitamento materno exclusivo, acarreta a redução do tempo total de amamentação.[18-22]

LEMBRETE

A OMS, em uma revisão sistemática da literatura, passou a recomendar como duração ótima para o aleitamento materno exclusivo o período de 6 meses.[23]

ATENÇÃO

A abordagem deve ser multiprofissional. Cirurgiões-dentistas devem atuar junto com médicos, fonoaudiólogos, psicólogos, nutricionistas, enfermeiros, entre outros profissionais da saúde, avaliando o paciente em sua integralidade.[47-50]

TABELA 4.1 Programa Ortodôntico Preventivo

ABORDAGEM	TRATAMENTO	PROFISSIONAIS ENVOLVIDOS
Aleitamento materno	Orientações no pré-natal, com preparação do mamilo e auxílio psicológico à gestante.	Enfermeiros e equipe de apoio
	Ao nascimento, ainda na maternidade, orientações e apoio às primeiras mamadas do bebê.	Enfermeiros e equipe de apoio
	Detecção e controle de possíveis intercorrências que impeçam ou dificultem o aleitamento, nos primeiros dias após o nascimento, já nas residências.	Agentes de saúde, enfermeiros e médicos
Hábitos de sucção e possíveis hábitos secundários	Na impossibilidade do aleitamento materno, orientações, preferencialmente, sobre o uso de acessórios de administração do aleitamento (p. ex., copos e colheres), a escolha de bicos de sucção, seu uso e a melhor época de eliminação desses hábitos.	CD, ASB, TSB, enfermeiros e agentes de saúde*
	Aconselhamento da eliminação de hábitos de sucção e possíveis hábitos secundários que possam estar presentes, sem uso de aparatologia indicada.	CD, ASB, TSB, psicólogos, enfermeiros e agentes de saúde
Educação para a Saúde bucal e geral	Orientações e conscientização.	CD, ASB, TSB, enfermeiros e agentes de saúde
Controle de risco para cárie	Orientações da higiene bucal, controle do biofilme bacteriano e ingestão de flúor nas suas diversas formas.	CD, ASB, TSB, enfermeiros e agentes de saúde
Respiração mista com predominância bucal	Restabelecimento da ventilação das vias aéreas superiores.	Médicos pediatras e otorrinolaringologistas e fonoaudiólogo
Odontologia conservadora da dentição decídua	Correta manutenção da distância mesio-distal e da dimensão vertical na dentição decídua.	CD
Manutenção do espaço	Uso de aparatologia, quando indicada, na perda precoce de dentes decíduos.	CD

* CD, cirurgião-dentista; ASB, agente de saúde bucal; TSB, técnico em saúde bucal.
Fonte: Atualizada de Hebling.[2]

básicas, como programas de educação para a saúde e orientações para a eliminação de hábitos e posturas incorretos, dentre outras ações.[30,41-45]

As propostas de abordagens e os respectivos tratamentos e profissionais envolvidos para que seja desenvolvido um programa ortodôntico preventivo são citados na Tabela 4.1, segundo orientação de Hebling.[2,46]

ALEITAMENTO MATERNO

A amamentação é o método superior e inigualável de alimentação infantil. As vantagens imunológicas, nutricionais e psicológicas para a saúde geral da criança têm sido documentadas há anos.[51] Na odontologia e, em especial, para a ortodontia, a amamentação é um importante desencadeador do correto desenvolvimento dentofacial, favorecendo a obtenção de uma oclusão dentária normal e, consequentemente, uma mastigação correta futura.[52]

No nascimento, a criança apresenta desproporção entre o crânio cefálico e o crânio facial, pequena altura da face e uma distorrelação da mandíbula com a maxila na posição de repouso da mandíbula, vistos lateralmente. Os roletes gengivais não estão em um mesmo plano anteriormente, e, na totalidade dos recém-nascidos, a mandíbula encontra-se em uma posição de retrognatismo em relação à maxila, chamada de retrognatismo mandibular secundário.

O retrognatismo mandibular que os bebês apresentam oscila entre 5 e 6 mm nos casos normais, podendo atingir 10 a 12 mm em casos extremos. É considerado fisiológico para o momento do parto e para a fisiologia da amamentação[31,53] (Fig. 4.1) e desaparece durante o período de crescimento quando o aparelho estomatognático sofre as estimulações funcionais adequadas durante a amamentação, a respiração, a mastigação e a deglutição.[54] A amamentação, além de apresentar vantagens à saúde do bebê, é imprescindível para o correto desenvolvimento da articulação temporomandibular, dos maxilares e da oclusão.[42]

O ato de amamentar leva o bebê a executar de 2.000 a 3.500 movimentos de ordenha mandibular, enquanto na alimentação artificial (mamadeira) os movimentos de sucção são apenas de 1.500 a 2.000, com o agravante de não ser uma atividade de ordenha. Portanto, no aleitamento materno, o bebê estimula muito mais o sistema oral motor sensorial, pois a força muscular necessária para o fluxo de leite durante o processo de ordenha é bem maior em relação ao aleitamento artificial por mamadeira.[55]

O aleitamento é fator decisivo para a correta maturação e o crescimento das estruturas orais, de modo que possam exercer o desenvolvimento da musculatura orofacial e o consequente desenvolvimento das funções fisiológicas.[18] O aleitamento também é muito importante no desenvolvimento do perfeito equilíbrio neuromuscular dos tecidos que envolvem o aparelho mastigatório. Ele resulta em uma correta relação entre as estruturas duras e moles do aparelho estomatognático, pois favorece um padrão de respiração com predominância nasal, a tonicidade e a postura corretas da língua, da musculatura peribucal e dos lábios.[52] A amamentação é um fator que deve ser mantido o maior tempo possível para o bom desenvolvimento do aparelho estomatognático e principalmente das vias respiratórias (Fig. 4.2).[24,25]

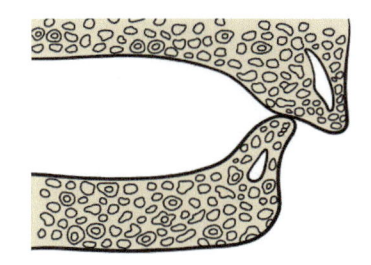

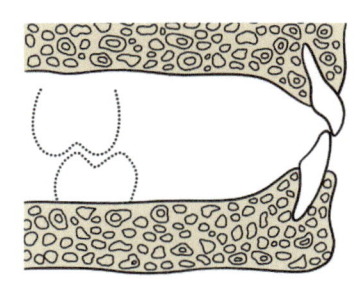

Figura 4.1 – Retrognatismo mandibular ao nascimento que, com o desenvolvimento dentofacial fisiológico e natural, deve ser anulado e normalizado até a erupção dos primeiros incisivos permanentes.

PARA PENSAR

O aleitamento materno é muito mais do que nutrição.

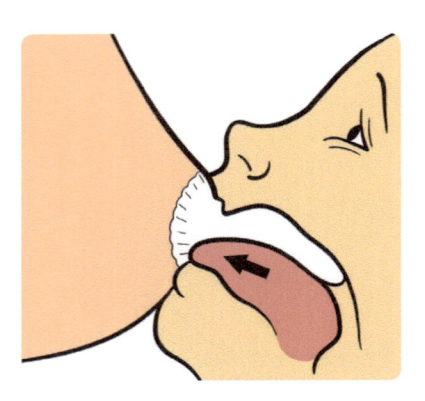

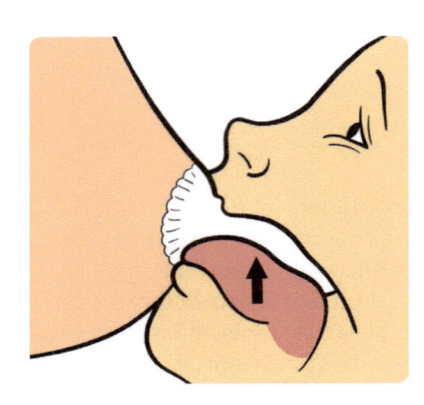

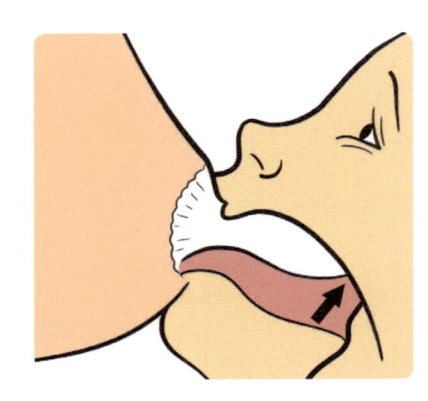

Figura 4.2 – Peristaltismo da língua para esvaziar as ampolas lactíferas. Esse exercício é necessário para que a língua adquira tônus e se posicione adequadamente na boca.

ANATOMIA E MORFOLOGIA DA MAMA E AMAMENTAÇÃO

As mulheres adultas possuem, em cada mama, entre 15 e 25 glândulas alveolares, constituídas, cada uma, por 20 a 40 lóbulos. Estes, por sua vez, são formados por 10 a 100 alvéolos. O leite produzido nos alvéolos é levado por uma rede de ductos até os seios lactíferos, também conhecidos como ductos excretores. Para cada lobo mamário, há um seio lactífero, com uma saída independente no mamilo. Esses seios lactíferos principais distendem-se exatamente na área sob a aréola e são comprimidos tanto durante a amamentação quanto na ordenha manual. Células mioepiteliais contráteis envolvem a estrutura glandular, contraindo-se sob a influência das oxitocinas e ajudando o leite a escorrer dos alvéolos para os ductos (Fig. 4.3).[56]

Tanto a aréola quanto o mamilo são enervados. A sensibilidade dessa área aumenta na gestação e alcança o pico nos primeiros dias após o parto. O estímulo adequado das terminações nervosas causa a ereção do mamilo e aciona o mecanismo hipofisário reflexo que libera oxitocina e prolactina.[57,58]

A produção do leite logo após o nascimento da criança é controlada principalmente por hormônios, e a descida do leite, que costuma ocorrer até o 3º ou 4º dia pós-parto, ocorre mesmo se a criança não sugar o seio. Após a descida do leite, inicia-se a fase da lactogênese, também denominada galactopoiese. Essa fase, que se mantém por toda a lactação, depende principalmente da sucção do bebê e do esvaziamento da mama. Se, por qualquer motivo, o esvaziamento das mamas for prejudicado, pode haver uma diminuição na produção do leite, por inibição mecânica e química.

O leite contém os chamados peptídeos supressores da lactação, substâncias que inibem a produção do leite. A sua remoção contínua, com o esvaziamento da mama, garante a reposição total do leite removido. Grande parte do leite de uma mamada é produzida enquanto a criança mama, sob o estímulo da prolactina. A ocitocina,

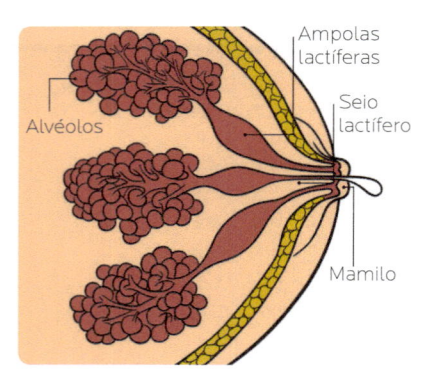

Figura 4.3 – Corte transversal da mama.

liberada principalmente pelo estímulo provocado pela sucção da criança, também é disponibilizada em resposta a estímulos condicionados, tais como visão, olfato e choro da criança, e a fatores de ordem emocional, como motivação, autoconfiança e tranquilidade. A dor, o desconforto, o estresse, a ansiedade, o medo, a insegurança e a falta de autoconfiança podem inibir a liberação da ocitocina, prejudicando a saída do leite da mama.

Nos primeiros dias após o parto, a secreção de leite é pequena, menor que 100 mL/dia, mas já no 4º dia, a nutriz é capaz de produzir, em média, 600 mL de leite. Na amamentação, o volume de leite produzido varia, dependendo de quanto a criança mama e da frequência com que mama. Uma nutriz que amamenta exclusivamente produz, em média, 800 mL por dia no 6º mês. Em geral, uma nutriz é capaz de produzir mais leite do que a quantidade necessária para o seu bebê.[56]

LEMBRETE

Quanto mais volume de leite e mais vezes a criança mamar, maior será a produção de leite.

A lactação natural atua nos primeiros 6 meses de vida como uma potente matriz funcional por meio dos músculos e das articulações em desenvolvimento, estimulando o crescimento da mandíbula para anterior. Até a época de erupção dos primeiros dentes decíduos (6 a 12 meses de vida), é necessário que esse retrognatismo tenha sido normalizado por meio do desenvolvimento mais acentuado da mandíbula, para que se estabeleça uma oclusão correta dos dentes decíduos.[58,31]

Com a erupção dos incisivos decíduos, aproximadamente com 1 ano de vida, ocorre o primeiro contato estabelecendo a primeira guia de oclusão e, ao mesmo tempo, a primeira excitação nervosa da musculatura do sistema, para que o desenvolvimento equilibrado do aparelho mastigatório possa continuar.[59]

A amamentação, além de estimular o crescimento da mandíbula no sentido anteroposterior, reforça o circuito neurofisiológico da respiração, excitando as terminações neurais das fossas nasais, com seu consequente desenvolvimento e de seus anexos. Esse fato repercute favoravelmente no desenvolvimento da maxila, a fim de que esses circuitos neurofisiológicos sejam desencadeados durante o 1º ano de vida.[59,60]

Após a erupção de todos os incisivos decíduos, acontece a erupção dos primeiros molares decíduos, que deverão ocluir em normoclusão, isto é, cúspide mesiovestibular do superior no sulco vestibular do inferior, uma vez que a mandíbula estiver ortognática e equilibrada em relação à maxila.[61]

A partir daí, a criança deve ter um novo padrão de alimentação. Os alimentos devem apresentar, gradualmente, consistência mais sólida, mudando suas características físicas e nutricionais, exigindo cada vez mais o empenho da mastigação, também importante matriz funcional para o mecanismo do crescimento facial.[62,18]

Enfim, o conhecimento científico já esclarece como se processa a fisiologia da amamentação e sua importância para o desenvolvimento craniofacial e o do aparelho estomatognático normal. Além disso, sabe-se que as crianças que são amamentadas têm seu estímulo fisiológico e natural de sucção saciado. Se esse estímulo não for suprido com outro tipo de sucção, evita-se a instalação de hábitos deletérios. Cabe-nos discutir meios de possibilitar que mais crianças possam ser amamentadas no peito, buscando que as mães sejam incentivadas e acompanhadas para evitar fatores que possam inviabilizar a amamentação ou, pelo menos, minimizá-los.

FATORES ETIOLÓGICOS GENÉTICOS E AMBIENTAIS DA MALOCLUSÃO

O conhecimento da etiologia das maloclusões, ao longo do tempo, apresentou diversas versões. O fato de terem origem multifatorial significa que a interação de vários fatores pode influenciar o crescimento e o desenvolvimento dos maxilares, não havendo uma única causa específica. Fatores etiológicos ambientais que constituem as influências que não são genéticas, provenientes do meio ambiente ou do modo de vida, são determinantes de maloclusões e, diferentemente dos fatores genéticos, podem ser modificados e melhor controlados pelos profissionais de saúde.[63] No entanto, esses dois fatores podem estar presentes na mesma maloclusão, somando seus efeitos.[63]

As miscigenações étnico-raciais ocasionaram, segundo Cabrera,[64] diferentes matizes biotipológicas. Existe, portanto, uma variabilidade de características que determinam os vetores de crescimento e o desenvolvimento craniofacial, assumindo diferentes sentidos quanto a sua direção de crescimento. São as características morfodiferenciais. Essas características individuais permitem diferentes manifestações no crescimento e no desenvolvimento facial, bem como diferentes combinações entre os elementos faciais, resultando em tipos faciais distintos. Nas populações raciais homogêneas (grupos geneticamente puros) quase não se observa maloclusão, já nos grupos que apresentam grande miscigenação racial, a prevalência de maloclusões aumenta substancialmente. Atualmente, houve um grande aumento das maloclusões em razão do intenso cruzamento entre as raças branca, negra e amarela.[9]

Maloclusão transversa

Quando um ou mais elementos dentários ou até todo o perímetro do arco dentário superior estão situados internamente (constrito) ao arco dentário inferior (mordida cruzada), podendo ser a constrição apenas dentária ou dentoesquelética.

Maloclusão horizontal

Tem como referência a oclusão do primeiro molar permanente superior, de acordo com Angle. Baseia-se nas relações anteroposteriores entre as arcadas. Classificada em Classes I, II e III.

PADRÕES FACIAIS

Definidos na literatura, existem três padrões faciais que descrevem a face verticalmente: o mesofacial – que apresenta as dimensões horizontais e verticais proporcionais, expressando equilíbrio facial –, o braquifacial e o dolicofacial – que apresentam características diametralmente opostas entre si, representando variações extremas de crescimento facial.[65]

No entanto, podem-se encontrar oclusão normal e face harmoniosa independentemente do biótipo facial, pois o caráter de normalidade está vinculado à simetria e à harmonia das proporções faciais em cada um dos biótipos. A funcionalidade do aparelho estomatognático tem relação direta com as características esqueléticas, já que para cada padrão facial é esperado um padrão muscular diferente, definindo o tipo facial e obtendo, assim, não apenas as informações estruturais do indivíduo, mas também as suas possibilidades funcionais.[65,66]

PADRÃO MESOFACIAL

Os vetores de crescimento e de desenvolvimento facial apresentam-se em harmonia com a face, crescendo para baixo e para a frente e caracterizando-se por um padrão facial médio, com terços da face proporcionais.

O padrão mesofacial não exige adaptações para a realização das funções do aparelho estomatognático. Nesse grupo intermediário da classificação biométrica da face, as possíveis maloclusões são normalmente mais discretas, geralmente dentárias, com raro comprometimento das bases ósseas.

PADRÃO BRAQUIFACIAL

Há predominância dos vetores de crescimento no sentido mais anterior, sugerindo um crescimento horizontal. A altura facial inferior é reduzida, representada pela diminuição do terço inferior da face. Os arcos e os elementos dentários no padrão braquifacial caracterizam-se pela mordida profunda. O modo pelo qual o osso mandibular se adapta dentro desse complexo facial determina uma disposição muscular mais concentrada.

Os músculos masseter e temporal são diminuídos verticalmente e mais largos no plano horizontal, o que permite uma resistência que estabelece uma musculatura facial bastante potente. O pronunciamento do osso zigomático revela uma face mais alargada e, consequentemente, um espaço nasofaríngeo mais amplo, que contribui para a respiração nasal, favorecendo a funcionalidade de todo o sistema.

Devido à pouca altura facial inferior, o lábio superior pode estar afinado e apoiado no lábio inferior. Além da mordida profunda, o padrão braquifacial pode apresentar mordida cruzada unilateral, interposição de lábio inferior por entre os incisivos, vestibuloversão e diastema nos incisivos superiores, contribuindo para o agravamento da maloclusão, que pode estar associada ao quadro.

PADRÃO DOLICOFACIAL

É caracterizado por um crescimento vertical, com predominância dos vetores de crescimento no sentido inferior. Apresenta o terço inferior

Maloclusão vertical aberta

Distanciamento das bordas incisais dos incisivos superiores em relação aos inferiores, com trespasse vertical negativo, definindo a mordida aberta anterior. Mordida aberta posterior rara.

Maloclusão vertical topo a topo

Os dentes anteriores apresentam a borda incisal superior em contato com a borda incisal antagonista, referindo-se à mordida de topo anterior, enquanto a mordida de topo posterior ocorre na região posterior do arco dentário.

Maloclusão vertical profunda

Trespasse vertical dos incisivos excessivamente positivo, ultrapassando os limites normais da sobremordida (mordida profunda).

aumentado e define, assim, uma face longa. A musculatura facial apresenta-se mais estirada verticalmente e consequentemente com menor potência muscular.

Os arcos e os elementos dentários no padrão dolicofacial caracterizam-se pela mordida aberta. Os ossos temporal, maxilar e mandibular também apresentam-se nessas mesmas proporções. Determinam altura inferior alta e espaço faríngeo estreitado, reduzem o espaço para passagem de ar e tornam qualquer fator obstrutivo significativo, dificultando a respiração nasal. A respiração bucal contribui para a variação vertical extrema, agravando a maloclusão, como mordida aberta, topo a topo, mordida cruzada unilateral, bilateral ou total, que pode estar associada ao padrão dolicofacial.

Esse padrão facial caracteriza-se por apresentar lábio superior em hipofunção, hipotonia do lábio inferior e hipertonia do mento para auxiliar no vedamento labial, dificultado pelo aumento do terço inferior da face, por mastigação ineficiente e pela interposição lingual na deglutição e na articulação da fala.[66-68]

Os hábitos deletérios são, portanto, considerados importantes fatores contribuintes também de alterações neuromusculares e da ATM. No entanto, o hábito deletério não modifica nem desenvolve um tipo facial, segundo Cervera,[68] porém o acentua. Sua influência na face é determinada não só por sua qualificação (tempo/frequência/intensidade/duração) como também pelas características faciais, sendo que sua ação pode contribuir para a variação extrema da direção de crescimento facial, acentuando o tipo facial e a maloclusão que pode estar associada.

TRAUMATISMO

O traumatismo, acidente comum com crianças, ocorre principalmente nos dentes anteriores decíduos, podendo levar à perda precoce do dente ou ainda à sua intrusão. Isso acarreta problemas estéticos e funcionais de fala e deglutição e ainda, no caso de intrusão do dente, pode causar uma alteração na posição do germe e, consequentemente, na erupção do dente permanente.[69,70]

PERDA PRECOCE DOS DENTES DECÍDUOS

A perda precoce dos dentes decíduos ou mesmo a perda de estrutura dentária por cárie, principalmente dos molares decíduos, acarreta a migração dos molares permanentes para mesial, diminuindo o perímetro do espaço da arcada dentária e ocupando o espaço destinado à erupção de pré-molares e caninos (Figs. 4.4, 4.5 e 4.7). Esse apinhamento localizado, designado na ortodontia como secundário, influencia no curso natural do desenvolvimento da oclusão, sendo possível a sua prevenção com o uso de aparelhos mantenedores de espaço (Fig. 4.6). Quando a prevenção não é feita, a perda prematura dos molares permanentes por cárie ocasiona desajustes oclusais complexos, como a inclinação distal dos pré-molares e o desvio da linha mediana para o lado da perda.[70]

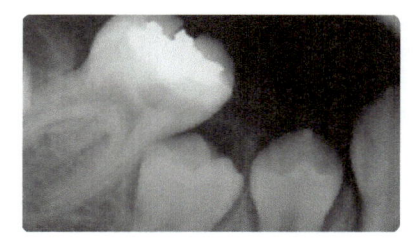

Figura 4.4 – Radiografia periapical. Região de segundo molar decíduo perdido precocemente por cárie e migração do primeiro molar permanente para mesial, ocasionando a perda de espaço para a erupção dos pré-molares. Gentilmente cedida por Dr. Luíz Renato Paranhos.

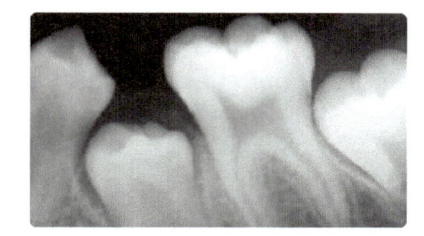

Figura 4.5 – Radiografia periapical. Região com perda precoce de segundo molar decíduo por cárie ocasionando a perda de espaço para a erupção do pré-molar. Gentilmente cedida por Dr. Luíz Renato Paranhos.

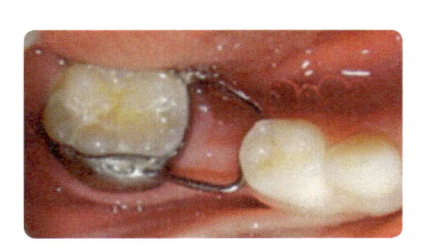

Figura 4.6 – Aparelho fixo mantenedor de espaço. Gentilmente cedida por Dr. Luiz Renato Paranhos.

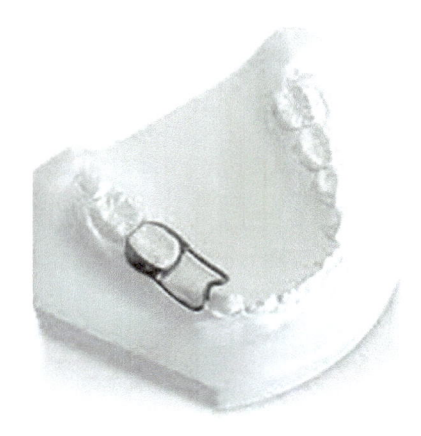

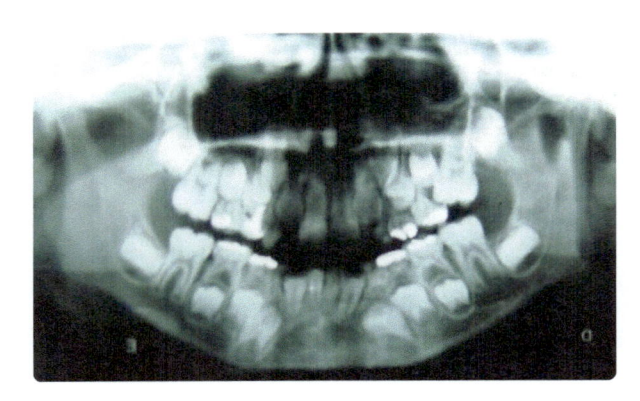

Figura 4.7 – Radiografia panorâmica. Mesialização do primeiro molar permanente superior devido à cárie em segundo molar superior decíduo. Gentilmente cedida por Dr. Luiz Renato Paranhos.

HÁBITOS DELETÉRIOS

Os hábitos deletérios rompem o equilíbrio natural em que os dentes ocupam uma posição de equilíbrio, correspondente ao local onde as forças opostas da musculatura intrabucal (língua) e extrabucal (bochecha e lábios) neutralizam-se. Quando isso ocorre, a morfologia dentoalveolar é modificada e a maloclusão pode se instalar.[71-74]

A sucção é uma atitude instintiva do ser humano. Logo após o nascimento, o bebê já se mostra capaz de sugar o seio materno, e esse instinto desenvolve-se ainda mais no 1º mês de vida. Quando esse instinto de sucção não é saciado, o bebê apresenta necessidade de sucção para satisfação emocional e, por essa razão, os hábitos de sucção de dedo e chupeta prevalecem no 1º ano de vida.[75] A prevalência desse hábito é maior e mais expressiva entre as crianças alimentadas artificialmente.[76,77] Serra,[71] em pesquisa desenvolvida com 357 crianças de 3 a 5 anos, mostrou que um menor tempo de aleitamento materno levou a uma maior frequência de hábitos bucais deletérios, com risco sete vezes superior ao daqueles aleitados no seio por um período mínimo de 6 meses. Crianças que usam mamadeira por mais de 1 ano apresentam 10 vezes mais riscos de ter hábitos bucais viciosos do que aquelas que nunca utilizaram essa forma de aleitamento. Por fim, o autor conclui que hábitos bucais deletérios estão fortemente associados às maloclusões.

Robles[77] encontrou hábitos de sucção persistente após os 2 anos de idade em 60% das crianças que não receberam aleitamento materno e em 71,74% das que foram amamentadas até os 3 meses de idade. No entanto, 55,5% das crianças que receberam amamentação além dos 9 meses de idade não apresentaram hábitos de sucção e, de todas as que apresentaram hábitos persistentes de sucção, 94,4% apresentavam oclusopatias (Quadro 4.1).

LEMBRETE
A chupeta, mesmo ortodôntica, deve ser evitada. O ideal é que as mães nunca a ofereçam, para que o bebê não sofra as consequências de algo perfeitamente evitável.

ATENÇÃO
Se a chupeta já é hábito da criança, é melhor abandoná-la até os 2 ou 3 anos. Assim, alguns de seus efeitos negativos, como a mordida aberta anterior, tendem a regredir.

CONTRAINDICAÇÃO

Após os 3 anos de idade, os problemas decorrentes do uso da chupeta progridem, podendo afetar funções como a fala, a mastigação, a deglutição e a respiração.

Mesmo as chupetas ortodônticas geram alterações que não se resolvem somente com a dentição permanente ou o uso de aparelho (Fig. 4.9). A criança pode precisar de apoio psicológico para a retirada do hábito, terapia com fonoaudiólogo para as alterações de fala, mastigação e deglutição e tratamento otorrinolaringológico para a respiração.

Quanto ao efeito negativo causado por hábitos deletérios que persistem por mais tempo, pode ocorrer a mordida cruzada posterior, em que há uma atresia da arcada dentária superior que não se autocorrige com o abandono do hábito.[78] Outra maloclusão típica relacionada é a mordida aberta anterior na região dos incisivos, concentrando-se na região dentoalveolar, modelável por influência do hábito, o que torna o prognóstico favorável ao tratamento na dentição decídua e mista.[79] A instalação de alterações morfológicas não depende exclusivamente da presença do hábito, mas da frequência, da intensidade, da duração e do padrão facial. A equação ortodôntica proposta por Dockrell mostra como hábitos deletérios de sucção atuam no desenvolvimento das oclusopatias (Fig. 4.8).[80]

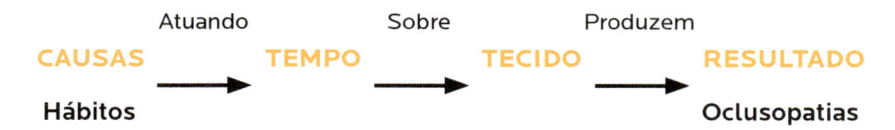

CAUSAS	Atuando →	TEMPO	Sobre →	TECIDO	Produzem →	RESULTADO
Hábitos						Oclusopatias

Figura 4.8 Equação ortodôntica de Dockrell.
Fonte: Dockrell.[80]

Quando o hábito deletério está associado a um fator genético predisponente, como o padrão de crescimento vertical, as chances de desenvolver maloclusão aumentam. A interposição da língua entre as arcadas na fonação, na deglutição ou conforme a postura tem relação com a mordida aberta, mas de duas maneiras distintas, pois pode ser sua causa ou sua consequência.[74] Sendo a causa, é classificada como **pressionamento lingual atípico primário**, pois determina a maloclusão e apresenta uma morfologia diferente da causada pelo hábito de sucção.

A **mordida aberta causada pela língua**, por sua vez, tem formato mais retangular e difuso, podendo incluir não só os dentes anteriores como também os posteriores. Tem um prognóstico pior e requer tratamento fonoaudiológico e reeducação lingual. Esse pressionamento lingual pode ter origem de hipotonia da língua, tonsilas hipertróficas, distúrbios neurológicos e algumas síndromes. Quando o mau posicionamento da língua é secundário, ocorre a adaptação da língua a uma mordida aberta causada pelo hábito de sucção, contribuindo para agravar a alteração morfológica já existente.[72-74]

LEMBRETE

Os cuidadores devem procurar distrair a criança e manter suas mãos ocupadas o maior tempo possível. Devem, também, valorizar momentos de não sucção. Vale criar um registro visível para a criança, com metas de dias sem sucção. Se atingidas, devem ser retribuídas com elogios.

QUADRO 4.1 – Benefícios da amamentação no peito

O ideal é que o bebê seja amamentado exclusivamente no peito por, pelo menos, 6 meses. Dessa forma, haverá:

- trabalho dos músculos dos lábios, da língua e da face, facilitando a elevação da língua e o vedamento dos lábios;
- preparação da musculatura para a mastigação;
- reforço da respiração nasal;
- preparação dos músculos para a produção dos sons da fala;
- desenvolvimento do terço inferior da face e da maxila, para o bom posicionamento dos dentes;
- crescimento da mandíbula, entre outros benefícios.

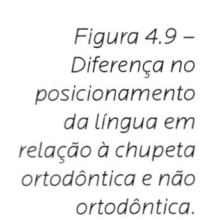

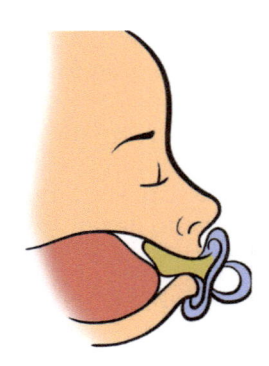

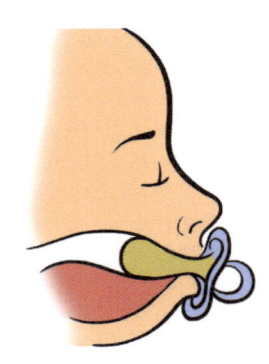

Figura 4.9 – Diferença no posicionamento da língua em relação à chupeta ortodôntica e não ortodôntica.

LEMBRETE

A odontopediatra pode indicar opções efetivas para cessar hábitos deletérios caso haja mudanças na conformação da arcada dentária e do palato. Existem métodos que transformam o hábito de sugar em uma experiência desagradável, facilitando sua cessação.

O hábito de sucção labial é mais raro do que o de chupeta e dedo e acarreta a retroinclinação dos incisivos inferiores. Os incisivos superiores são inclinados para vestibular, definindo-se um trespasse horizontal aumentado, mesmo com uma relação normal sagital entre as arcadas dentárias.

AMAMENTAÇÃO NATURAL VERSUS ARTIFICIAL

O padrão de sucção entre a amamentação e a mamadeira difere, uma vez que a pressão da musculatura para a sucção da mamadeira é produzida predominantemente pela musculatura bucal, e, no bebê amamentado ao peito, a sucção é realizada por um vácuo, conseguido predominantemente pela musculatura torácica.[79,80]

Nos primeiros estágios de desenvolvimento da cavidade oral, o palato é extremamente maleável e macio e é suavemente modelado pela língua da criança para uma configuração em forma de U.[81] O tecido da mama é flexível e macio, possibilitando essa modelagem ao palato duro durante o movimento peristáltico da língua contra o palato para sugar o leite da região mamilo-areolar da mãe.[82]

O palato, quando é moldado fisiologicamente pela amamentação, permite o alinhamento correto dos dentes e reduz a incidência de maloclusão.[81] O bico artificial possui um formato pré-definido e é feito de um material mais rígido do que o do tecido mamário. Portanto, na amamentação natural, o bico materno se molda à cavidade oral do bebê, enquanto, no bico artificial de látex ou silicone, para conseguir realizar a sucção, a musculatura se adapta ao formato do bico, provocando uma alteração nos movimentos e na posição de repouso da língua.[82]

Os bicos artificiais, anatômicos ou não anatômicos, não acompanham o aumento da cavidade oral que acontece com o crescimento. Desse modo, a pressão deles contra os ossos moles do palato pode alterar

> **QUADRO 4.2** – **Uso da chupeta**
>
> **Geralmente os pais ficam indecisos quanto a oferecer ou não a chupeta ao seu filho. Muitos optam pela chupeta ortodôntica. Quais serão os prejuízos disso ao desenvolvimento do seu bebê?**
>
> - O reflexo de sucção aparece no bebê já na 18ª semana de vida uterina. É um reflexo de sobrevivência, já que o bebê precisa sugar para se alimentar.
> - Além disso, sugar dá prazer ao bebê. Assim, o bebê precisa sugar não só para saciar sua fome, mas também para atender sua necessidade de sucção. A chupeta é usada para isso.
> - Os pais precisam saber que tanto a chupeta comum quanto a ortodôntica trazem prejuízos ao desenvolvimento da criança. Os dois modelos produzem alterações nos arcos dentais e na musculatura facial. A diferença entre eles está na gravidade dos danos causados.

seu formato, tornando-os mais estreitos, não naturais. Esse fato, eventualmente, leva à anatomia em forma de "V" do palato e ao alinhamento deficiente dos dentes, comum em muitas pessoas com maloclusão.[52]

Quando os bebês amamentados ao peito não estão sugando ou deglutindo, eles descansam com o mamilo moderadamente apertado pela língua; já os bebês que usam mamadeira descansam com o bico de látex pressionando a língua contra o soalho da boca.[83] Quando amamentada com mamadeira, principalmente com o modelo que tem um furo largo no bico, no intuito de interromper o fluxo abundante de leite, a criança é forçada a manter a língua contra o furo para evitar que o leite continue vazando. Essa atividade motora anormal da língua é referida como interposição lingual ou deglutição atípica.[52]

Durante o aleitamento materno, o bebê trabalha a mandíbula e a língua fisiologicamente na compressão das ampolas e seios lactíferos. Essa ação, somada aos movimentos de deglutição normal, ajudam a desenvolver corretamente a musculatura peribucal. O uso de bicos artificiais e de chupetas pode levar à deglutição atípica.[2,9,46]

A mordida cruzada não se autocorrige durante o crescimento, mesmo com o abandono dos hábitos deletérios.[84] Quando instalada na dentição decídua, persiste na dentição mista e permanente, devendo ser tratada o mais precocemente possível, ou seja, assim que detectada, para que o equilíbrio funcional seja restaurado e, dessa forma, haja um desenvolvimento dentofacial normal.

Além de alterações da anatomia dentoesquelética, os bicos artificiais comprometem também o desenvolvimento da musculatura. Tais efeitos indesejáveis podem tornar-se permanentes, e a correção tardia pode ser extremamente difícil (Quadro 4.2).[72,76]

ATENÇÃO

Algumas empresas, com a intenção de tentar minimizar os efeitos colaterais provocados pelos bicos, disponibilizam tamanhos e anatomias variadas, de acordo com faixas etárias específicas.

PACIENTES EM TRATAMENTO ORTODÔNTICO E A PREVENÇÃO DE CÁRIES E DE DOENÇA PERIODONTAL

LEMBRETE

Durante o tratamento ortodôntico, os profissionais têm uma excelente oportunidade de ensinar odontologia preventiva e controle de doenças a seus pacientes, pois os veem regularmente por um prolongado período de tempo. Além disso, a maioria dos pacientes está em uma idade propícia para o aprendizado e a formação de hábitos.

Atualmente, o tratamento ortodôntico passou a ser oferecido a pacientes que antes não tinham acesso pelo SUS, com os Centros de Especialidades Odontológicas (CEOs), portaria n. 718/ SAS de 20 de dezembro de 2010. Esse tratamento deixou de ser uma terapia odontológica para os mais privilegiados economicamente, ainda que poucos CEOs o ofereçam.

No entanto, pacientes em tratamento ortodôntico passaram a ter um maior risco de desenvolver cárie e doenças periodontais, uma vez que os acessórios ortodônticos funcionam como retentores de biofilme. Ainda assim, adotando métodos simples de conscientização do paciente para que ele seja também responsável pelo tratamento e por sua saúde bucal, esse problema pode ser contornado. O controle de doenças durante a terapia ortodôntica, desde 1977, é discutido por Alexander, Jacobs e Turpin.[85]

Cabe ao ortodontista enfatizar e ensinar aos pacientes técnicas de escovação apropriadas para a limpeza do aparelho e dos dentes quando em tratamento (Figs. 4.10 a 4.15).[86]

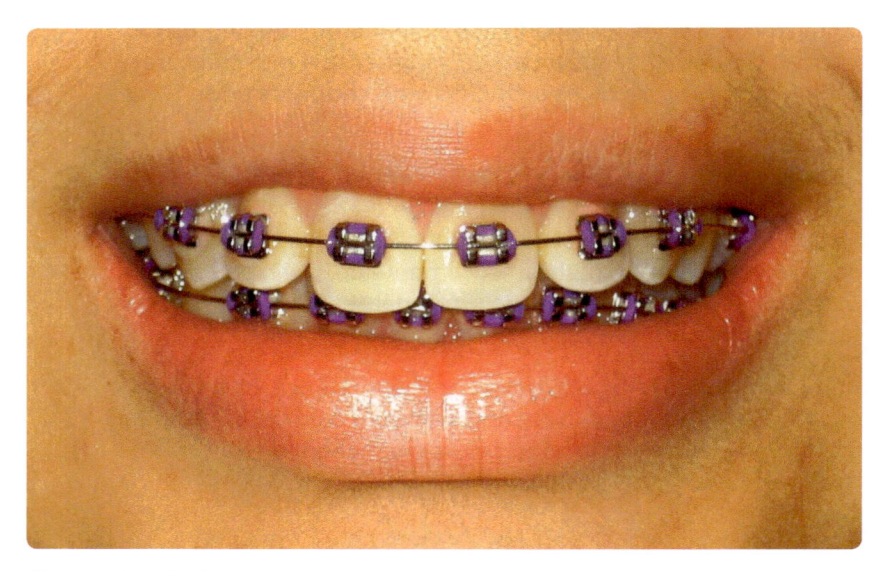

Figura 4.10 – Paciente em tratamento ortodôntico.

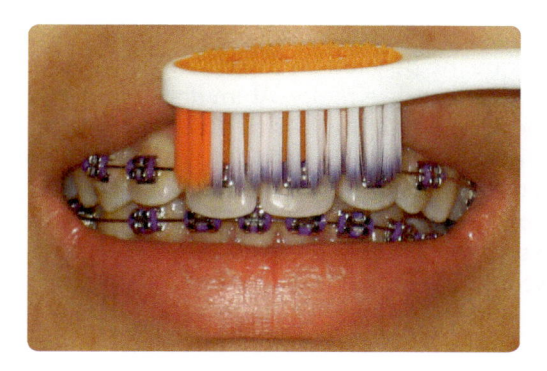

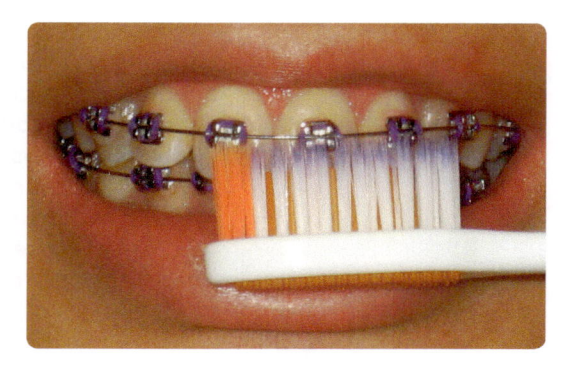

Saúde Coletiva: Métodos Preventivos para Doenças Bucais 83

Figura 4.11 – Uso da escova em um ângulo de 45 graus para limpar ao redor dos fios e dos braquetes do aparelho ortodôntico.

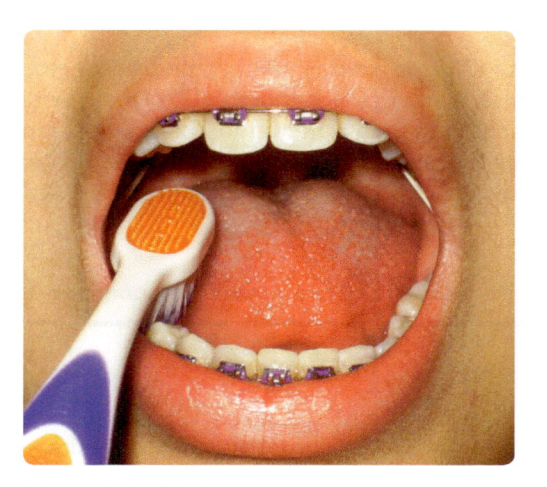

Figura 4.12 – Movimentos de vai-vem para a escovação oclusal.

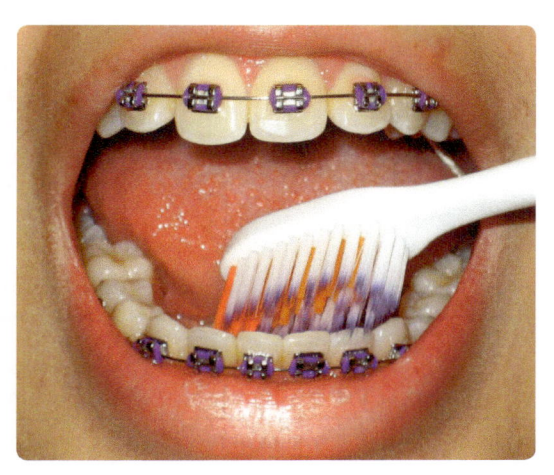

Figura 4.13 – Movimentos de baixo para cima, da gengiva para o dente, para a escovação da face lingual.

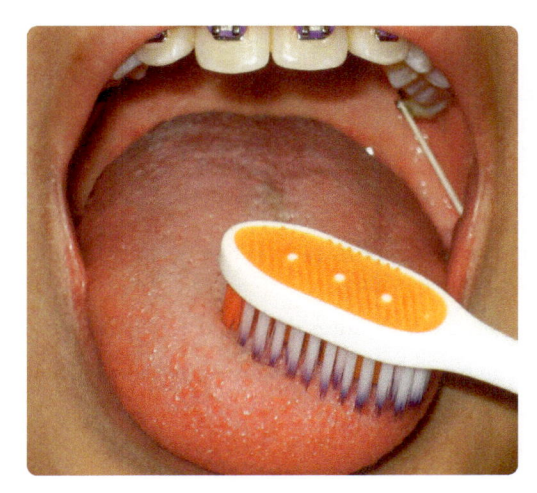

Figura 4.14 – A língua, bem como os dentes, deve ser constantemente higienizada.

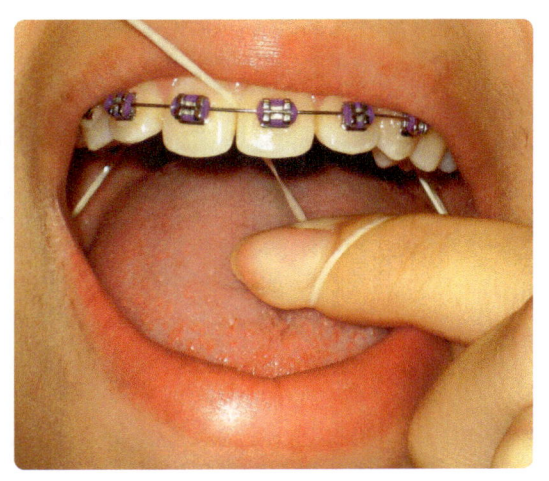

Figura 4.15 – O uso do fio dental é necessário para a retirada dos resíduos presentes entre os dentes. Para facilitar sua utilização, use um passa-fio.

> **ATENÇÃO**
>
> Hábitos dietéticos, fontes de flúor e frequência com que são utilizadas, atitude em relação à importância da saúde bucal e cuidados tomados pelo paciente também devem ser registrados.[1,86]

A atividade cariosa varia consideravelmente em diferentes faixas etárias, pois sabemos que, no período de 2 anos após a erupção dentária, a suscetibilidade à cárie é maior. Além disso, devem-se avaliar as condições sociais, a condição de vida, a ocupação, os hábitos e outros fatores que afetam a saúde bucal e sistêmica. Assim, pode-se decidir qual o programa educativo e preventivo é mais adequado para cada paciente e qual colaboração esperar. A história de cárie deve ser observada, pois o número de lesões de cárie é um bom indicador de risco.

Em pacientes com sangramento gengival, como não há métodos seguros para predizer a evolução de uma doença periodontal existente, deve-se considerar muito seriamente o problema e instruir o paciente para que seja efetiva a higiene bucal. A remoção de biofilme e de cálculos deve ser feita periodicamente, nas manutenções mensais mantendo sob controle os pacientes de risco.[87]

Considerando todos os fatores já citados, bem como os aspectos psicológicos e a dinâmica familiar, e assumindo que ortodontista e paciente têm responsabilidade pelo tratamento, um bom estado de higiene e saúde bucal deve ser alcançado. Orientações sobre escovação, uso de fio dental, clorexidina e flúor, bem como instruções

QUADRO 4.3 – Principais procedimentos preventivos adotados para pacientes ortodônticos

Dieta	Realizar avaliação dietética. Restringir o consumo de alimentos tidos como cariogênicos. Evitar a ingestão frequente de alimentos.
Escovação	A primeira escovação dentária diária, por uma questão de padronização e de disciplina, deve ser realizada antes e após o café da manhã. É importante que a escovação ocorra imediatamente após a ingestão de alimentos. A escovação deve ser corrigida e melhorada sempre que necessário. A adoção de um método de autoaferição (realizado pelo próprio paciente), por meio do uso de pastilhas ou soluções evidenciadoras de placa bacteriana, ajuda a motivar o paciente.
Fio ou fita dental	Complementa a higiene bucal. "Passadores" de fio complementam a remoção da placa acumulada em regiões de difícil acesso para a escovação. Concluída a escovação, chama-se a atenção para a presença de placa nos espaços interproximais, destacando a importância de se adotar o uso do fio dental como método também essencial para uma completa higiene.
Agentes químicos	Utilizar vernizes de flúor que podem ser aplicados nas superfícies de risco, três ou mais vezes por ano, dependendo do grau de risco da cárie. Aplicar verniz de flúor nas superfícies, tanto antes da colocação das bandas ortodônticas quanto durante o tratamento e na remoção dos acessórios. Utilizar bochechos diários de fluoreto de sódio a 0,05% antes de dormir. Fazer uso de clorexidina a 0,12% na forma de bochechos ou vernizes, dependendo da avaliação de risco. Usar cloreto de cetilpiridínio (solução de cloreto de cetilpiridínio 1:4.000) na forma de bochechos, dependendo da avaliação de risco. Aplicar agentes cimentantes, cimentos de ionômero de vidro, usados na colagem de acessórios ortodônticos na prevenção da integridade do esmalte dentário.

Fonte: Drane,[82] Weber e colaboradores.[83]

sobre dieta e nutrição, devem ser realizadas.[1,86,87] O controle de higiene, antes da colocação do aparelho, e a motivação periódica de reforço são suficientes para manter um adequado e saudável padrão de higiene durante o tratamento (Quadro 4.3).

O número de pacientes que procuram o tratamento ortodôntico e têm acesso a ele aumenta cada vez mais. Mas vale destacar que tanto os pais como os pacientes devem fazer parte da decisão sobre sua saúde. Ambos têm responsabilidade sobre as indicações e contraindicações do tratamento e corresponsabilidade sobre a manutenção da saúde bucal e o sucesso do tratamento.

O SUS E A ORTODONTIA

A Pesquisa Nacional de Saúde Bucal (2010), nos dados preliminares, apontou que 38% das crianças aos 12 anos apresentaram problemas de oclusão e que 35% da população brasileira possui alguma disfunção que necessita de tratamento ortodôntico. Estudos epidemiológicos realizados pela Secretaria da Saúde do Estado de São Paulo, em 2002 e 2009, apontaram que cerca de 45 e 43,5% das crianças de 5 anos, respectivamente, encontravam-se com algum tipo de maloclusão (SES/SP, 2002; SMS/SP, 2009).

A ortodontia é oferecida no serviço público de saúde de vários países, como Dinamarca, Finlândia, Grã-Bretanha, Holanda e Suécia, onde o governo subsidia esse tratamento. No entanto, os pacientes são avaliados criteriosamente com a aplicação de índices classificatórios das maloclusões, o que os seleciona conforme a gravidade do caso.[88] Apesar de o acesso à ortodontia ser gratuito para todos nesses países, o tratamento de casos simples ou por motivo somente estético não é coberto. Com a inserção do tratamento ortodôntico nas políticas de saúde pública no Brasil, as restrições devem ser ainda maiores e mais criteriosas (Quadro 4.4). A equidade deverá nortear as

QUADRO 4.4 – Programa Brasil Sorridente

Os brasileiros passam a ter duas novas opções de tratamento odontológico, oferecidos pelo Programa Brasil Sorridente: ortodontia e implante dentário.

O Ministro da Saúde, Alexandre Padilha, anunciou a inclusão dos procedimentos na tabela do Sistema Único de Saúde (SUS), durante a 3ª Reunião Ordinária da Comissão Intergestores Tripartite, realizada em Brasília. A oferta dependerá da organização das Secretarias Estaduais e Municipais de Saúde, que ficam responsáveis pela oferta dos serviços e pela expansão da iniciativa na região. "Esses novos tratamentos serão ofertados, na medida em que os serviços forem sendo implantados nos Centros de Especialidades Odontológicas (CEOs)". "As Equipes de Saúde Bucal (ESB) farão a busca e a identificação dos casos prioritários, que serão encaminhados aos CEO's para realizarem os tratamentos indicados", explica o coordenador de Saúde Bucal do Ministério da Saúde, Gilberto Pucca.*

*Disponível em: http://portal.saude.gov.br/portal/aplicacoes/noticias/default.cfm?pg=dspDetalheNoticia&id_area=124&CO_NOTICIA=12502.

ações, em razão da carência de recursos e da enorme demanda para o tratamento nessa especialidade (Quadro 4.5).

A partir da segunda metade do século XX, inúmeras ferramentas foram formuladas para mensurar desde a prevalência de problemas oclusais na população até a eficiência de tratamentos realizados por serviços ortodônticos, constituindo-se cada uma delas, em separado ou em seu conjunto, em complexos sistemas de observação. Dos índices usados para priorizar o tratamento do paciente, o mais completo e usado hoje em todo o mundo é o Index of Orthodontic Treatment Need (IOTN),[89,90] um dos mais objetivos para se medir uma maloclusão. O IOTN foi descrito por Shaw e Brook em 1989 e modificado por Richmond em 1990 e ganhou reconhecimento internacional como um método objetivo de classificar a necessidade de tratamento ortodôntico. O índice classifica as maloclusões de acordo com sua gravidade, na intenção de identificar as pessoas que serão mais beneficiadas pelo tratamento.[88,89]

O Dental Aesthetic Index (DAI, índice de estética dental),[91] formulado em 1986 na Universidade de Iowa, recupera aspectos da formulação de índices anteriores.[92] Ele parte do pressuposto de que a necessidade de tratamento ortodôntico inclui pelo menos três elementos fundamentais: sinais objetivos, sintomas subjetivos e normas sociais.[93] É usado e reconhecido pela OMS e pelos levantamentos do SB Brasil. Esse instrumento de medida foi desenvolvido a partir da apreciação de 200 imagens representativas da estética dental por grupos de adolescentes e adultos dos EUA segundo uma escala de aceitabilidade social.

Procedimentos técnicos de análise de regressão permitiram a identificação de 10 variáveis e seus respectivos coeficientes correspondentes a medidas oclusais intraorais agrupadas para o exame em três condições: da dentição, da oclusão e de espaço. A cada condição é atribuído um valor que é combinado a um coeficiente de uma equação de regressão, cujo propósito é o cálculo de um escore para cada indivíduo. O escore varia de 0 a 36 e permite a classificação da maloclusão do indivíduo em uma das quatro categorias a seguir: leve (inclui também a ausência de maloclusão), definida, severa e muito severa.[92-94]

Desse modo, a maloclusão credencia-se como um problema de saúde pública sob a referência dos princípios constitucionais de integralidade e de equidade. Considerando sua elevada prevalência, tornou-se necessário viabilizar e incorporar procedimentos ortodônticos no setor público de saúde (Tab. 4.2 e Quadro 4.6).

QUADRO 4.5 – Números do Programa Brasil Sorridente

Em 2010, o Programa Brasil Sorridente investiu R$ 710 milhões em ações de saúde bucal. Com a inclusão dos novos procedimentos, a previsão de investimento total para 2011 é de um acréscimo de R$ 134 milhões. Atualmente, são mais de 20,4 mil Equipes de Saúde Bucal (ESBs) presentes em 4.829 municípios brasileiros. Depois de avaliados, os pacientes com necessidade de implante ou aparelho ortodôntico são encaminhados para um dos 853 CEOs em funcionamento em todos os 26 estados e no Distrito Federal.*

*Disponível em: http://portal.saude.gov.br/portal/aplicacoes/noticias/default.cfm?pg=dspDetalheNoticia&id_area=124&CO_NOTICIA=12502.

TABELA 4.2 – Prioridades de tratamento de acordo com o diagnóstico ortodôntico

PRIORIDADE	DIAGNÓSTICO	TRATAMENTO
Primária Devem ser tratadas	Perda precoce de dentes decíduos	Manutenção e recuperação de espaço
	Erupção de dente supranumerário	Extração
	Agenesia	Investigação e controle
	Dentes decíduos retidos	Extração ou controle
	Erupção atrasada de dentes	Investigação
	Impactação de primeiro molar	Investigação e controle
	Primeiro molar permanente com cárie (sem possibilidades de tratamento)	Extração
	Hábitos bucais	Controle dos hábitos e de suas sequelas
	Mordida aberta anterior	Intervenção
	Mordida cruzada posterior dentária	Intervenção
	Mordida cruzada anterior dentoalveolar (incisivos superiores retroinclinados e/ou os incisivos inferiores inclinados para vestibular, com padrão basal de Classe I)	Intervenção
Secundária Podem ser tratadas	Discrepância dente-osso negativa	Extrações seriadas
	Mordida cruzada posterior esquelética	Intervenção
	Classe II esquelética, com relação dentária completa de Classe II, associada a desequilíbrios funcionais	Intnervenção
	Falsa Classe III, com os incisivos em relação de topo em RC, e deslizamento para a relação dentária de Classe III em MIH	Intervenção
	Classe III com deficiência maxilar	Intervenção
Inexistente Não devem ser tratadas	Fase do "Patinho feio"	Não intervir, com raras exceções
	Classe III com prognatismo mandibular	A intervenção deve ser postergada
	Classe II com severa deficiência mandibular	A intervenção deve ser postergada
	Classe I com biprotrusão	A intervenção deve ser postergada

RC, relação cêntrica; MIH, máxima intercuspidação habitual.
Fonte: Hebling e colaboradores.[46]

QUADRO 4.6 – Critérios de classificação dos índices oclusais

FINALIDADE
- Estimar a prevalência das oclusopatias
- Planejar e administrar ações e serviços ortodônticos
- Medir a severidade das oclusopatias
- Acompanhar mudanças oclusais individuais
- Avaliar tratamentos ortodônticos

USO
- Em saúde coletiva
- Na clínica

NATUREZA DO REGISTRO
- Qualitativa
- Quantitativa

O tratamento ortodôntico oferecido pelo SUS se tornou mais viável após a criação dos Centros de Especialidades Odontológicas (CEOs), em 2004. Porém, no Brasil, existem apenas 42 serviços públicos de ortodontia, presentes em 39 municípios. É evidente que as unidades não são suficientes para atender à grande demanda da população necessitada. Entretanto, recentemente, o Ministério da Saúde publicou a Portaria n. 718/SAS de 20 de dezembro de 2010,[94] que estabelece para as especialidades de ortodontia e ortopedia a inclusão de procedimentos nos CEOs e nos Centros de Tratamento da Má Formação Labiopalatal. Assim, haverá melhor cobertura e qualidade no atendimento.

QUADRO 4.7 – Recomendações para programas de ortodontia na infância

Há 50 anos foi publicado um documento com sugestões para programas públicos de ortodontia na infância, em uma conferência de profissionais realizada nos EUA. Participaram representantes da saúde pública e da ortodontia, dentre outras áreas. Com base nesse documento, foram formuladas seis recomendações principais:

1. Educar e treinar cirurgiões-dentistas, estudantes de odontologia e outros profissionais relacionados à saúde da criança para a prevenção e a interceptação dos problemas oclusais.
2. Organizar serviços dirigidos ao tratamento dos distúrbios oclusais severos cujos portadores devem ser considerados deficientes e, portanto, possuir prioridade no investimento público.
3. Investigar para, dentre outros aspectos, detectar condições suspeitas de maloclusão.
4. Promover programas-piloto para estabelecer procedimentos mais eficazes e eficientes do ponto de vista da saúde pública.
5. Criar comitês consultivos designados pelo Estado ou por associações de ortodontistas para recomendar, dentre outros aspectos, critérios de qualificação, prioridade de tratamento e padrões de qualidade da assistência.
6. Definir padrões básicos para os serviços ortodônticos nas diferentes etapas da infância e da adolescência: 0-2 anos, 3-5 anos, 6-12 anos e 13-17 anos.[99]

Prevenção do câncer em saúde bucal

Fernanda Gonçalves Duvra Salomão
Aldo Angelim Dias
Antonio Carlos Pereira

INTRODUÇÃO

O câncer de boca constitui uma das neoplasias de relativa facilidade de detecção e, se diagnosticado precocemente, não é raro o sucesso no tratamento. Suas localizações topográficas mais comuns na cavidade oral tornam essa forma de neoplasia necessariamente identificável durante um exame clínico bucal de rotina. Assim, o cirurgião-dentista é o profissional mais indicado para suspeitar, confirmar o diagnóstico, encaminhar o paciente para o tratamento e acompanhá-lo após este, tentando reabilitá-lo funcional e esteticamente, a fim de dar-lhe condições para sua reinserção social.

Apesar disso, nas últimas décadas, houve um incremento nos valores de incidência do câncer de boca, seja pela maior exposição aos fatores associados à sua gênese, seja por uma maior sensibilidade dos exames diagnósticos e da busca de casos com lesões suspeitas, seja por uma melhor notificação. Desse modo, é necessário que o Sistema Único de Saúde (SUS) esteja mais bem preparado para receber, diagnosticar e tratar esses casos. Um bom exemplo, na área de saúde bucal, é o estímulo para a criação dos Centros de Especialidades Odontológicas (CEOs), lócus privilegiado para o primeiro diagnóstico, em uma parceria entre municípios e Ministério da Saúde. Além disso, espera-se que os profissionais que lidam diretamente com o paciente, principalmente os cirurgiões-dentistas, estejam aptos a ofertar uma maior atenção tanto na busca ativa de casos suspeitos quanto em todas as outras fases de acompanhamento, incluindo a reabilitação.

Alguns estudos associam o câncer de boca à pobreza, já que os indicadores de mortalidade e morbidade são ruins nas áreas de baixo nível socioeconômico. Ademais, as características culturais do povo, o nível socioeconômico e o grau de acesso ao tratamento e à tecnologia nos serviços públicos de saúde determinam a

OBJETIVOS DE APRENDIZAGEM

- Discutir a problemática da prevenção ao câncer de boca no Brasil
- Apresentar aspectos básicos da epidemiologia da doença
- Revisar os principais aspectos epidemiológicos, clínicos e de tratamento do câncer bucal, em um contexto que preze os aspectos sociais e coletivos como prioritários
- Indicar características clínicas e histológicas do câncer de boca
- Orientar o diagnóstico precoce, apresentando os principais fatores de risco da doença
- Esboçar as formas de tratamento dos cânceres de cabeça e pescoço
- Definir parâmetros de políticas públicas para a prevenção do câncer de boca

variação da incidência do câncer de boca no mundo. Em países desenvolvidos, o câncer de boca apresenta taxas de incidência e de mortalidade menores quando comparadas às de países em desenvolvimento.[1-4]

Da mesma forma, Borges e colaboradores[5] observaram correlações positivas e significativas entre os indicadores socioeconômicos Índice de Desenvolvimento Humano Municipal (IDH-M, IDH-M renda, IDH-M educação, IDH-M longevidade e renda per capita) e correlação negativa e significativa para os indicadores socioeconômicos índice de Gini e mortalidade infantil. Apesar das limitações do estudo e da provável problemática de sub-registros nas capitais menos desenvolvidas, os autores encontraram correlações estatisticamente significativas entre os indicadores socioeconômicos selecionados e o índice de mortalidade por câncer oral.[5]

O propósito deste capítulo é revisar os principais aspectos epidemiológicos, clínicos e de tratamento do câncer bucal, dentro de um contexto que preze os aspectos sociais e coletivos como prioritários.

EPIDEMIOLOGIA DO CÂNCER DE BOCA

> **ATENÇÃO**
>
> O carcinoma espinocelular representa cerca de 90 a 99% das formas de câncer de boca[7-10] e é uma das principais causas de morte por câncer no mundo[5].

Uma neoplasia é uma massa anormal de tecido cujo crescimento se mostra desordenado se comparado ao dos tecidos normais, persistindo mesmo após a cessação dos estímulos que geraram a alteração.[6] A neoplasia maligna mais frequente na mucosa bucal é o carcinoma espinocelular, também chamado epidermoide ou carcinoma de células escamosas, representando cerca de 90 a 99% das formas de câncer de boca[7-10] e uma das principais causas de morte por câncer no mundo,[5] sendo o 6º tipo de neoplasia maligna mais comum.[10-14]

Epidemiologicamente, no Brasil, o câncer vem se tornando cada vez mais relevante. Essa doença tem conquistado amplo espaço de discussão nas agendas políticas e técnicas de todas as esferas de governo. Conhecer o problema é importante a fim de estabelecer prioridades e alocar recursos para mudar o cenário na população brasileira.[15]

Segundo o Instituto Nacional de Câncer (INCA)[15], órgão do Ministério da Saúde (MS) voltado a ações nacionais integradas para o controle e a prevenção de neoplasias, as estimativas para o ano de 2012 apontam a ocorrência de aproximadamente 518.510 novos casos de câncer no Brasil, incluindo os casos de pele não melanoma, reforçando a magnitude do problema do câncer no País. Sem contabilizar os casos de câncer de pele não melanoma, estima-se uma incidência de 385 mil casos. Os tipos mais frequentes são os cânceres de pele não melanoma, de próstata, de pulmão, de cólon e reto e de estômago para o sexo masculino; e os cânceres de pele não melanoma, de mama, de colo do útero, de cólon e reto e de glândula tireoide para o sexo feminino.

Estimam-se 9.990 casos novos de câncer da cavidade oral em homens e 4.180 em mulheres, para o Brasil, no ano de 2012. Esses valores correspondem a um risco estimado de 10 casos novos a cada 100 mil homens e 4 a cada 100 mil mulheres. No Nordeste, é a 4ª forma de câncer mais frequente entre os homens; nas regiões Sudeste e Centro-Oeste, ocupa a 5ª colocação. O risco entre os homens varia de 3 novos casos esperados por 100 mil homens, no Norte, a 15 por 100 mil homens, no Sudeste. Para as mulheres, esse risco está entre 2 novos casos para cada 100 mil mulheres no Norte (onde ocupa a 9ª posição entre as mulheres) a 6 por 100 mil mulheres no Sudeste, onde está em semelhante posição de incidência.

Por razões operacionais, o câncer de boca não foi avaliado nos dois grandes levantamentos epidemiológicos realizados dentro do projeto SB Brasil, tanto em 2003 quanto em 2010 (Quadro 5.1). Nesse caso, os Registros de Câncer de Base Populacional (RCBP), o Sistema de Informação sobre Mortalidade (SIM) e os Registros Hospitalares de Câncer (RCH) têm representado importantes bases de dados associados à ocorrência das mais variadas formas de câncer.

Esses 14.170 novos casos esperados de câncer de boca na população brasileira para 2012 representam um aumento de 481% da expectativa de incidência quando comparada há 16 anos, quando eram esperados 2.945 novos casos.[16]

Fortaleza, Porto Alegre, Campinas, Salvador, São Paulo e várias outras cidades são fontes de dados para o estudo da epidemiologia do câncer, pois são áreas de RCBP. O estudo da incidência esperada para 2012 usou dados de 22 RCBPs. Além das áreas de RCBP, são importantes fontes de registros de dados sobre o câncer, o SIM do Ministério da Saúde e os RHC.

O INCA é o órgão do Ministério da Saúde responsável pela consolidação de dados epidemiológicos e pela emissão de informações em educação, prevenção, tratamento e controle da doença em suas várias formas. Coeficientes de mortalidade se

QUADRO 5.1 – O projeto SB Brasil

Foi um grande levantamento epidemiológico realizado em 2003 e replicado 7 anos depois, em 2010, normatizado pelo Ministério da Saúde. Foi executado nas zonas rural e urbana de 250 municípios brasileiros (50 em cada região geográfica), escolhidos por sorteio. Incluiu todas as capitais, e os municípios foram divididos por porte populacional (de cidades de até 5.000 habitantes a grandes conglomerados com mais de 100.000 habitantes). Foram incluídos pacientes com idades-índice e faixas etárias que variavam de 18 a 36 meses a 65 a 74 anos, passando pelas idades de 5 e 12 anos e pela faixa etária que incluía os adolescentes (15 a 19 anos) e os adultos (35 a 44 anos). Além da cárie, da doença periodontal, da ocorrência de fluorose e das condições de edentulismo, outras informações como área socioeconômica, acesso a serviços e autopercepção em saúde bucal foram avaliadas.*

*Para saber mais sobre os resultados em ambos os estudos, acesse o site do Departamento de Atenção básica em saúde bucal em: dab.saude.gov.br/CNSB/.

SAIBA MAIS

Sri Lanka, Paquistão e Bangladesh têm taxas de câncer de boca que chegam a quase 30% do total das neoplasias. Também são altas as taxas no sudeste da Ásia, sobretudo na Índia e em Hong Kong. Países ocidentais industrializados têm uma incidência de 2 a 15% do total das formas de câncer.

baseiam em dados de atestados de óbito. Para o câncer, esses dados representam informações essenciais também para a construção dos coeficientes de morbidade.

Em 2009 foram registradas 6.510 mortes por câncer de boca, sendo 5.136 homens e 1.394 mulheres. A detecção precoce pela inspeção visual, seja ela feita pelo próprio indivíduo ou por cirurgiões-dentistas e médicos, pode descobrir anormalidades pré-malignas do câncer de boca. Quando diagnosticado precocemente, esse tipo de câncer apresenta bom prognóstico.[15]

A mais recente estimativa mundial apontava 264 mil novos casos e 128 mil óbitos por câncer de boca para o ano de 2008, com as mais altas taxas de incidência acontecendo em populações do centro-sul asiático, da Europa Oriental e Central, da África e da América Central. De fato, há uma forte relação com fatores sociais e econômicos, e não apenas clínicos e individuais, haja vista algumas formas de câncer (p. ex., de boca, de esôfago, de estômago, de fígado e de útero) serem mais incidentes em países pobres.[17]

A Figura 5.1 mostra as taxas de mortalidade por câncer de cavidade oral, brutas e ajustadas por idade, pelas populações mundial e brasileira, por 100 mil homens, para o período entre 1979 e 2009 no Brasil. A Figura 5.2 evidencia essas mesmas taxas de mortalidade entre as mulheres. Nota-se, dessa forma, que tanto a incidência quanto a mortalidade por câncer de boca são mais frequentes entre os homens. Apesar disso, há um crescimento considerável dessa incidência nos últimos anos entre as mulheres, provavelmente pelo aumento, nesse grupo, da exposição aos fatores associados à carcinogênese.

Biazevic e colaboradores,[18] em revisão avaliando tendências de mortalidade por câncer de boca e orofaringe no município de São Paulo entre 1980 e 2002, observaram que a tendência crescente de mortalidade devida a esse agravo chega a uma taxa anual de 0,72%. Responsável por mais de um terço desses óbitos, o câncer de língua foi a categoria com mortalidade mais elevada. Os cânceres de lábio, de gengiva e da área retromolar apresentaram tendência decrescente, enquanto os de orofaringe e de partes não especificadas da boca e da orofaringe sofreram incremento de mortalidade. Os autores concluíram que o monitoramento da magnitude e das tendências da mortalidade por câncer pode configurar um importante implemento para o planejamento de iniciativas voltadas à redução da carga de doença em nosso meio.[18]

Em um estudo em que foram avaliados 1.324 laudos histopatológicos considerados padrão-ouro no diagnóstico do câncer de boca, emitidos entre janeiro de 2005 e dezembro de 2006 em um laboratório público do Estado do Mato Grosso, Borges e colaboradores encontraram 44 lesões de câncer de boca, representando 3% dos diagnósticos. O tipo histológico mais incidente foi o carcinoma epidermoide. A maioria dos diagnósticos foi referente aos homens na 5ª e 6ª décadas de vida residentes no interior do estado.[19]

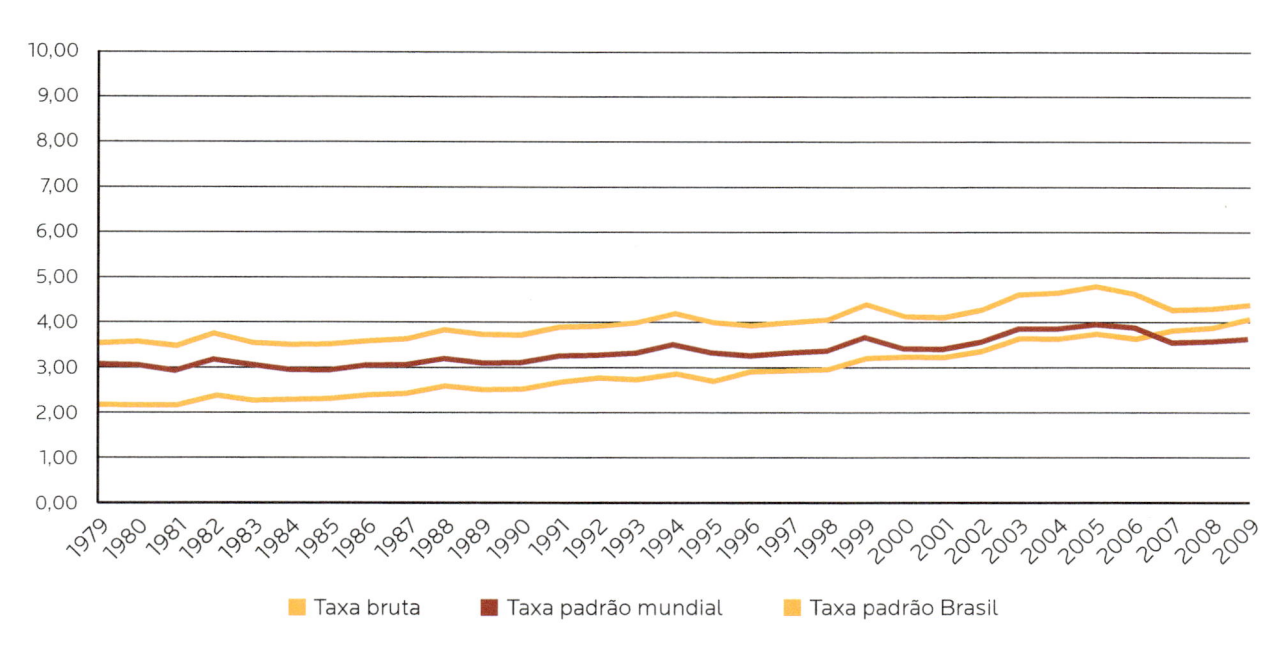

Fonte: Adaptada de Brasil.[20]

Figura 5.1 – Taxas de mortalidade por câncer de cavidade oral, brutas e ajustadas por idade, pelas populações mundial e brasileira, por 100.000 homens, no Brasil, entre 1979 e 2009.

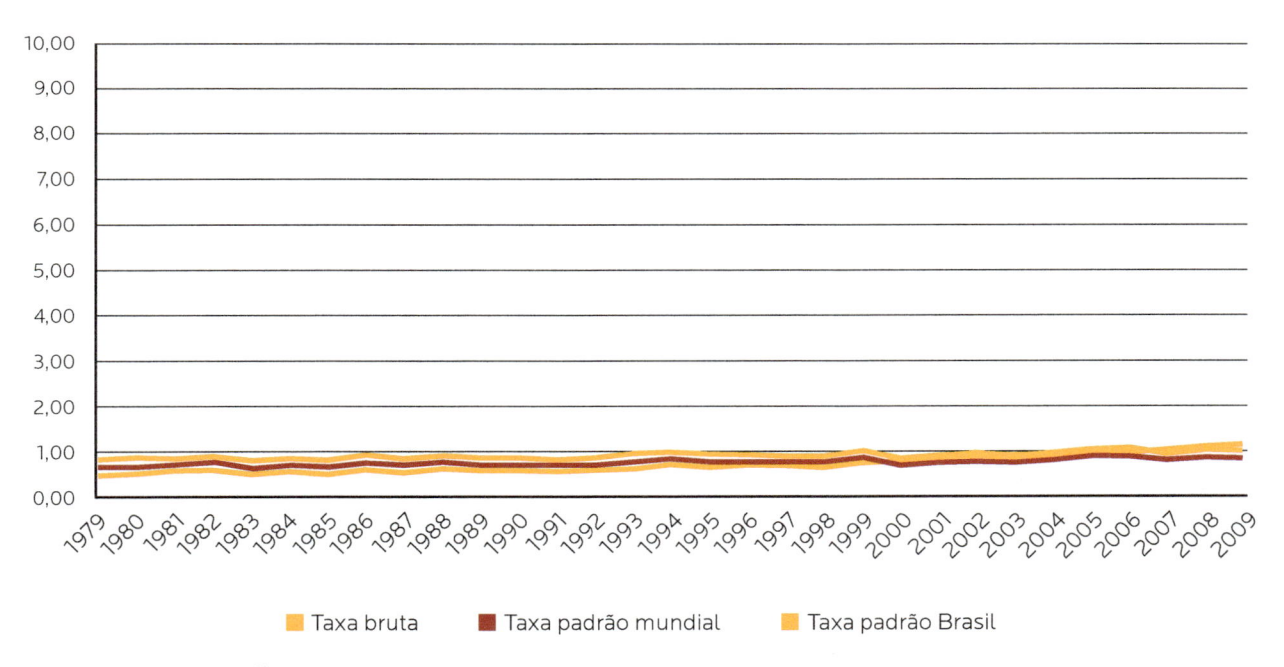

Fonte: Adaptada de Brasil.[20]

Figura 5.2 – Taxas de mortalidade por câncer de cavidade oral, brutas e ajustadas por idade, pelas populações mundial e brasileira, por 100.000 mulheres, no Brasil, entre 1979 e 2009.

CARACTERÍSTICAS CLÍNICAS E HISTOLÓGICAS

A maior parte das neoplasias malignas da cavidade oral é constituída pelo carcinoma epidermoide (Fig. 5.3). Essa forma se classifica em bem, moderadamente e pouco diferenciada. Além deste, apesar da menor incidência, devem ser citados outros tipos de tumores que podem ocorrer na cavidade oral, tais como os tumores salivares (das glândulas salivares menores e da sublingual), os sarcomas (os de origem vascular, os musculares e os ósseos) e o melanoma de mucosa.[15]

O **prognóstico** de pacientes com câncer de boca depende da área da cavidade oral comprometida e do estadiamento do sistema TNM (Classificação de Tumores Malignos). As lesões situadas nas porções mais anteriores e as lesões iniciais (estadiamentos I-II) têm um prognóstico melhor em comparação com as lesões avançadas (estadiamentos III-IV).[21]

Segundo o INCA, o sistema de estadiamento mais utilizado é o preconizado pela União Internacional Contra o Câncer (UICC), denominado Sistema TNM de Classificação dos Tumores Malignos. Esse sistema baseia-se na extensão anatômica da doença, levando em conta as características do tumor primário (T), as características dos linfonodos das cadeias de drenagem linfática do órgão em que o tumor se localiza (N) e a presença ou ausência de metástases a distância (M). Esses parâmetros recebem graduações, geralmente de T0 a T4, de N0 a N3 e de M0 a M1, respectivamente.[22]

Para fins de localização topográfica das lesões de câncer, a cavidade oral está dividida nas seguintes áreas: lábios; músculos anteriores da língua; mucosa jugal; soalho da boca; gengiva inferior; gengiva superior; área retromolar; palato duro.[23] Todas as áreas apresentam

Figura 5.3 – Câncer epidermoide. Fotos de lâmina gentilmente cedidas pela Profa. Dra. Eveline Turatti/Unifor.

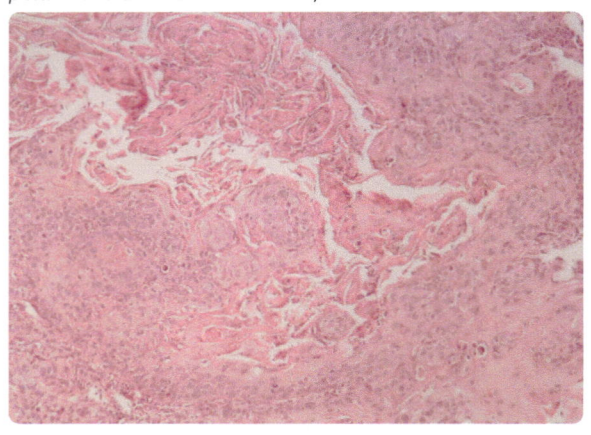

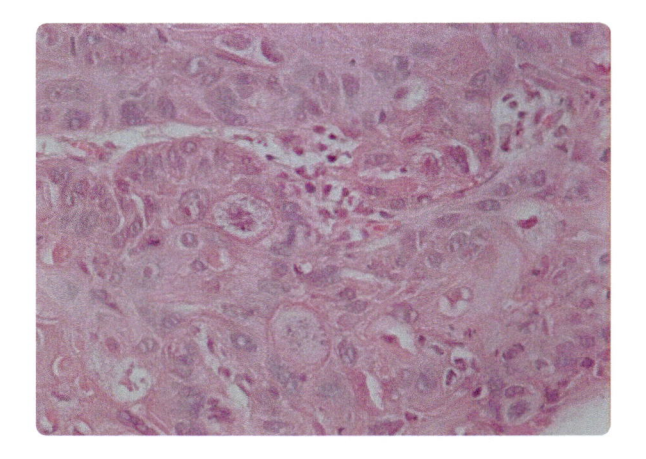

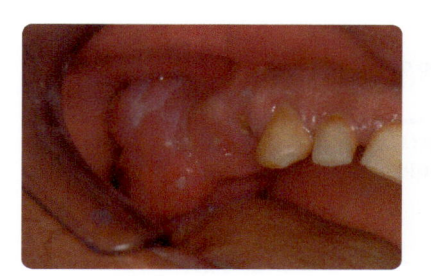

Figura 5.4 – Câncer de boca no rebordo alveolar superior. Foto de caso clínico gentilmente cedida pela Profa. Dra. Eveline Turatti/Unifor.

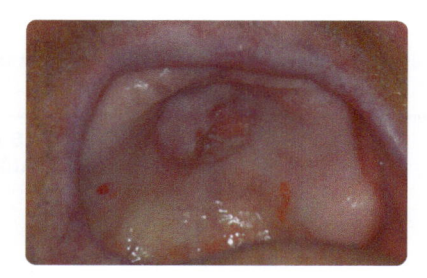

Figura 5.5 – Câncer de boca na área do palato. Foto de caso clínico gentilmente cedida pela Profa. Dra. Eveline Turatti/Unifor).

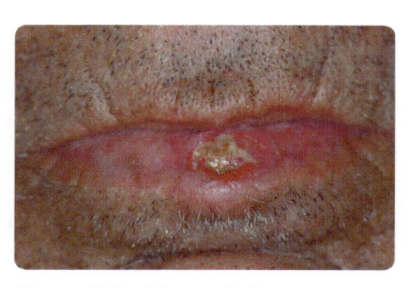

Figura 5.6 – Câncer de boca no lábio inferior. Foto de caso clínico gentilmente cedida pela Profa. Dra. Eveline Turatti/Unifor.

drenagem linfática para o pescoço, sendo que a primeira estação de drenagem inclui os linfonodos júgulo-digástricos, júgulo-omo-hióideos, submandibulares e submentonianos. Linfonodos do segundo escalão de drenagem são os parotídeos, os jugulares e os cervicais posteriores (superiores e inferiores). Embora qualquer área da boca possa ser atingida pelo câncer, algumas localizações são tipicamente mais prevalentes, tais como língua, lábio inferior e soalho da boca (Figs. 5.4 a 5.7).

Em estudo realizado em 2011, concluiu-se que a maioria dos cirurgiões-dentistas está preocupada com o hábito de fumar de seus pacientes. No entanto, há a necessidade de aumentar a formação específica oferecendo programas de tratamento do tabagismo como parte de sua responsabilidade profissional. Esses profissionais precisam reconhecer a relação direta entre o tabagismo e o câncer de boca.[24]

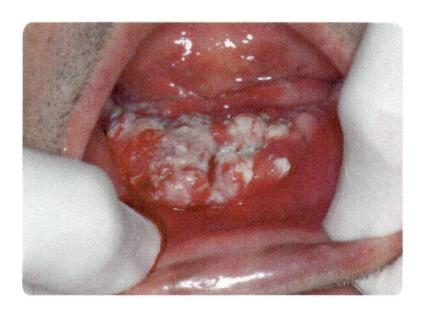

Figura 5.7 – Câncer de boca na região do soalho da boca. Foto de caso clínico gentilmente cedida pela Profa. Dra. Eveline Turatti/Unifor.

A anamnese deve ser realizada contemplando:

- identificação,
- história,
- saúde sistêmica,
- hábitos,
- profissão, e
- fatores hereditários.

O exame físico deve compreender:

- inspeção,
- palpação,
- auscultação,
- olfação,
- punção,
- percussão,
- raspagem,
- vitropressão, e
- fotografia.[25]

Para o correto exame físico, **são necessários uma boa iluminação, o afastamento e** a secagem das estruturas, o conhecimento técnico e a cooperação do paciente. Sugere-se a seguinte sequência:

ATENÇÃO

O papel do cirurgião-dentista na prevenção do câncer de boca é fundamental.

TABELA 5.1 — Taxa percentual de sobrevida em 5 anos associada ao estádio e ao sítio primário de localização do câncer de boca

SÍTIO PRIMÁRIO	SOBREVIDA EM 5 ANOS Percentual/Estádio			
	I	II	III	IV
Língua	35-85	26-77	10-50	0-26
Soalho da boca	58-75	40-64	21-43	0-15
Rebordo gengival	73	41	17	0-10
Mucosa jugal	77-83	44-65	20-27	0-18
Área retromolar	70	57,8	46,5	0-10
Palato duro	60-80	40-60	20-40	0-30

Fonte: Brasil.[15]

examinar o estado geral (bom, regular e mau), o nível de consciência (perceptividade e reatividade), a fala e a linguagem (disfonia ou afonia, dislalia, disartria, disfrasia), o estado de hidratação (desidratação leve, moderada e alta) e a nutrição (cálculo do Índice de Massa Corporal/IMC), os sinais vitais (pressão arterial, pulso, temperatura corpórea, respiração), o biótipo (longilíneo, normolíneo e brevelíneo) e a marcha (claudicante, helicópode, parkinsoniana, do idoso).[25]

A Tabela 5.1 evidencia que a sobrevida esperada para 5 anos é reduzida drasticamente com o estadiamento avançado do câncer. Nota-se também que, para regiões mais acessíveis, como língua e mucosa jugal, as taxas de sobrevida são ligeiramente maiores que aquelas associadas a lesões mais difíceis de diagnosticar ou tratar, como na área retromolar.

O exame extrabucal inicia-se pelo pescoço e paulatinamente se dirige até a boca. Também deve compreender a inspeção da pele e de fâneros, pescoço, cabeça e crânio, face, fascies, ouvidos, olhos, seios paranasais, nariz, articulação temporomandibular e cadeias ganglionares.[25]

> **ATENÇÃO**
> A ausência de mobilidade sugere um processo de evolução tumoral mais adiantado.

A palpação das cadeias ganglionares compreende o exame das cadeias ganglionares pré- e retroauriculares, parotídea, submandibular, submental, cervical profunda superior e inferior. O exame deve ser feito observando-se o tamanho ou o volume, a consistência, a mobilidade relacionada à aderência do gânglio aos tecidos subjacentes e a mobilidade da pele sobre o gânglio tumoral ou inflamado. Nestas duas situações de mobilidade, sua ausência sugere um processo de evolução tumoral mais adiantado.

A presença de metástase linfática cervical é um importante fator prognóstico em pacientes com carcinoma de células escamosas de cabeça e pescoço (CECP). No entanto, o critério de pacientes sem metástase cervical, determinado a partir de exame físico (ou seja, o pescoço clinicamente negativo, N0), permanece controverso.[26-28]

Devem-se identificar o tamanho e a mobilidade dos linfonodos e a relação com estruturas vizinhas, bem como observar a motilidade da língua, a dificuldade de engolir ou de falar e as mudanças na voz.

É importante considerar as alterações da pele, a superfície e a sensibilidade. No início do processo tumoral, essas características podem estar mascaradas.[24] Quanto ao exame intrabucal, sugere-se que seja feito "de fora para dentro", iniciando pelo vermelhão do lábio e terminando na parte visível da orofaringe (lábios, mucosa jugal e fundo de sulco, rebordo alveolar, espaço retromolar, soalho da boca, língua, palato duro, palato mole e porção visível da orofaringe). Deve-se observar a presença de lesões e caracterizá-las da maneira mais completa possível. A inspeção sempre precede à palpação.[25]

EXAMES

O exame intrabucal deve ser feito "de fora para dentro", iniciando-se pelo vermelhão do lábio e terminando na parte visível da orofaringe.

Ao ser identificada uma lesão, é necessário caracterizar o tamanho, o tipo, o contorno, o limite, a cor e ainda se está ulcerada, com caráter infiltrativo, necrosada, se possui infecção secundária, se ultrapassa a linha média, se há indícios de invasão óssea e/ou da musculatura profunda. Além disso, a evolução deve ser classificada como rápida ou lenta, e deve ser registrado há quanto tempo foi percebida. Deve-se estar atento para a presença de leucoplasias (lesões brancas), eritroplasias (lesões vermelhas) e possíveis lesões pré-neoplásicas simultâneas, para que sejam investigadas.[15]

A presença de trismo deve ser observada, podendo ser decorrente da invasão tumoral da musculatura pterigóidea ou de dor local. Exames de imagem (p. ex., tomografia computadorizada ou ressonância magnética) são importantes nesses casos, mas, às vezes, apenas o exame sob narcose, no centro cirúrgico, esclarece essa dúvida.[15]

É muito importante orientar o paciente que, diante de alguma lesão que não cicatrize em um prazo máximo de 15 dias, ele deve procurar um profissional de saúde (médico ou cirurgião-dentista) para a realização do exame completo da boca. A visita periódica ao cirurgião-dentista favorece o diagnóstico precoce do câncer de boca porque possibilita identificar lesões suspeitas. Pessoas com maior risco para desenvolver câncer de boca (fumantes e consumidores frequentes de bebidas alcoólicas) devem ter cuidado redobrado.[15]

A identificação de indivíduos de alto risco permite o desenvolvimento e a implementação de prevenção eficiente e facilita o diagnóstico precoce.

LEMBRETE

Caracterizar a lesão é de suma importância para determinar a hipótese diagnóstica, o risco e o tipo de exames complementares que serão necessários para o diagnóstico.

PARA PENSAR

Embora para estabelecer o diagnóstico seja necessário apenas um exame visual e tátil, poucos profissionais, dentistas em particular, o realizam.

LEMBRETE

O cirurgião-dentista é considerado o profissional de saúde mais adequado para realizar o diagnóstico precoce do câncer da boca.

PROCEDIMENTO

Após a caracterização da lesão, deve ser realizada a biópsia para o diagnóstico definitivo. Posteriormente, é realizado o estadiamento para identificar a gravidade e estabelecer um prognóstico do caso.[15]

O carcinoma espinocelular da cavidade oral corresponde à maior parte dos cânceres de boca, acometendo em maior escala indivíduos do sexo masculino, acima dos 45 anos de idade e que tenham o hábito do tabagismo e/ou do etilismo.[29] A cavidade oral é a primeira parte do corpo a ser exposta à fumaça do tabaco. O tabagismo está relacionado com anormalidades da mucosa oral, dos tecidos periodontais, dos dentes, da glândula salivar, da língua, dos lábios, dos materiais dentários restauradores e das próteses, bem como com a halitose e as anomalias da saliva. Fumar durante a gravidez está relacionado com anomalias dos lábios e do palato do feto. O tabagismo passivo está ainda associado a doenças periodontais, cáries dentárias em crianças e deposição anormal de melanina na gengiva. Parar de fumar reduz o risco de doenças da cavidade oral e, portanto, garante um tratamento odontológico mais eficaz.[15]

O uso de tabaco de mascar (betel quid), comum no Sul da Ásia, especialmente na Índia e no Sudeste Asiático é, muitas vezes, referido como um dos principais contribuintes para o câncer de boca. Contudo, é difícil de quantificar o risco, em razão da variedade de produtos, composições (incluindo os não tabaco ingredientes) e práticas de uso envolvidas.[30]

É importante explicar os efeitos de compostos nitrosos encontrados no tabaco sobre a mucosa oral. Durante a mastigação da folha de tabaco contendo alcalóides, formam-se nitrosaminas cancerígenas que interagem com o DNA e com proteínas. Uma alcalina forte provoca inflamação da submucosa e produz espécies reativas de oxigênio que causam os danos no DNA das células da mucosa oral. Esses estímulos induzem a leucoplasia, tumor verrucoso e carcinoma de células escamosas na boca. Em países onde o uso de tabaco de mascar é comum, pacientes com câncer de boca respondem por cerca de 30% dos casos de câncer.[31] Ademais, a associação entre o consumo de álcool e o risco de câncer de esôfago tem sido consistentemente relatada em todo o mundo.[32]

Em um estudo realizado em hospital-escola, de 1994 a 2002, Durazzo e colaboradores[33] chegaram a concluir que, apesar de os achados frequentemente referidos na literatura terem se confirmado (como o predomínio de lesões avançadas localmente), a maioria dos doentes não apresentava metástases cervicais. Acima do observado em outras casuísticas, os 31,8% de mulheres na casuística estudada indicam a preocupante e crescente incidência no gênero feminino.[33]

DIAGNÓSTICO PRECOCE

O diagnóstico precoce é um dos aspectos mais importantes na prevenção e no tratamento do câncer de boca. Essa doença, no Brasil, ainda afeta uma considerável parcela da população, principalmente as classes menos favorecidas. Os fatores de risco que podem levar ao câncer de boca são:

- idade superior a 40 anos;
- tabagismo;
- etilismo;
- má higiene bucal; e
- uso de próteses dentais mal adaptadas.

O consumo de fumo e álcool concomitantemente tornam ainda maiores os riscos de desenvolvimento de neoplasia maligna.[28] O carcinoma espinocelular da cavidade oral por vezes assume importantes extensões, tornando-se imprescindível a realização de biópsia incisional seguida do exame histopatológico para que se encaminhe o paciente ao tratamento adequado.[29]

Um estudo conduzido no Hospital Santa Rita, em Porto Alegre/RS, em 2005, consultou prontuários dos pacientes com diagnóstico de câncer de boca que procuraram atendimento no referido hospital. Um dos objetivos era conhecer os dados socioeconômicos e demográficos e os hábitos relacionados à população. O perfil epidemiológico encontrado foi prevalência de pacientes do sexo masculino, com 51 a 60 anos de idade, provenientes da capital e da região metropolitana, apresentando lesão na língua com evolução de até 6 meses, diagnosticada como carcinoma espinocelular grau II, sendo tratados pela combinação de cirurgia e quimioterapia.[7]

Como citado, os dois principais fatores de risco relacionados ao câncer da boca são o hábito de fumar e o consumo excessivo de bebidas alcoólicas. O tabagismo e o álcool aumentam o risco do consumo de cânceres de laringe, faringe e cavidade oral, embora as magnitudes desses efeitos variem conforme o sítio.[32,34,35] Estima-se que fumar representa o dobro de risco elevado de câncer de boca comparado ao uso do tabaco sem fumaça.[23] Além disso, existe um efeito sinérgico entre esses fatores e uma relação diretamente proporcional com a quantidade e o tempo de exposição.

Contudo, outros fatores têm sido associados ao desenvolvimento do câncer de boca e orofaringe, incluindo agentes biológicos, como papiloma vírus humano (HPV), higiene oral precária, inalação de solventes, hereditariedade, história pregressa de neoplasia do trato aerodigestivo e exposição excessiva à luz ultravioleta (câncer do lábio).[23] Os principais fatores de risco para o câncer de boca são o fumo, a ingestão crônica de bebidas alcoólicas e a exposição prolongada à radiação solar.[39]

Diante desses fatos, a prevenção do câncer de boca adquire grande relevância em Saúde Pública, se considerarmos que a abordagem

> **ATENÇÃO**
>
> Embora quantitativamente o câncer de boca encontre-se aquém da cárie, da doença periodontal, das deformidades dentofaciais (que ocasionam maloclusões) e das fissuras labiopalatinas, não pode ser subestimado como problema de saúde pública por seu alto índice de morbimortalidade.

> **ATENÇÃO**
>
> A maioria dos cânceres de boca é diagnosticada tardiamente. Para um diagnóstico precoce, estão indicados o autoexame e o exame periódico por profissionais.[35-37]

preventiva é compatível com a natureza dessa doença, pois a boca favorece o acesso visual. Além disso, é possível esclarecer a população sobre a necessidade da eliminação dos fatores de risco associados ao desenvolvimento do câncer.[40-42] Essa forma de câncer ocorre com maior frequência em homens na 6ª década de vida, com localização preferencial no lábio inferior, seguida de soalho da boca e língua, tendo predominado a categoria "moderadamente diferenciada" do ponto de vista histológico de malignidade.[43]

Em estudo sobre estratégias e resultados da prevenção do câncer de boca em idosos de São Paulo, durante o período de 2001 a 2009, Martins e colaboradores[44] descrevem os principais resultados alcançados por essa campanha iniciada em 2001. Esses autores também apresentam suas principais estratégias para vencer o problema, como capacitação dos profissionais, desenvolvimento de material impresso para orientação nos municípios sobre como conduzir a campanha, códigos e critérios a serem utilizados, orientação para a consolidação dos dados, estabelecimentos de fluxos de referência, capacitação prática junto ao especialista na própria unidade de saúde a partir do reexame dos indivíduos que apresentavam alteração em tecidos moles e ampliação do número de serviços dirigidos ao diagnóstico bucal. Os autores concluíram que, entre 2005 e 2009, houve redução significativa na taxa de casos confirmados de câncer de boca em cada 100 mil examinados, de 20,89 para 11,12.[44]

As recomendações nacionais como medidas de prevenção indicam que sejam estimuladas a higiene oral e as visitas regulares ao dentista. O exame clínico cuidadoso da boca, extra e intrabucal, deve ser realizado em todas as consultas, mesmo que a queixa principal não se concentre nessa topografia. Nos indivíduos de maior risco (tabagistas e etilistas), o exame da boca deve ser sistemático, e indivíduos com lesões suspeitas devem ser imediatamente encaminhados à consulta especializada em centros de referência para a realização dos procedimentos diagnósticos necessários.[35,36]

FATORES DE RISCO

O vírus HPV, o tabaco e o álcool representam três fatores de risco para o carcinoma de cabeça e pescoço, tanto na cavidade oral como na orofaringe.[45]

TABAGISMO

De acordo com a Organização Mundial da Saúde (OMS), cerca de 90% dos pacientes diagnosticados com câncer de boca são tabagistas. O cigarro representa o maior risco para o desenvolvimento dessa doença, e o risco varia de acordo com o consumo, ou seja, quanto mais frequente for o ato de fumar, maiores serão as chances de desenvolver câncer de boca.[46,47] O tabaco específico nitrosamina 4-(methylnitrosamino)-1-(3-piridil)-1-butanona (NNK) é um potente carcinógeno que pode ser caracterizado pelos seus metabólitos na urina.[48]

Dedivitis e colaboradores, em estudo realizado em 2004 sobre as características clínico-epidemiológicas do carcinoma espinocelular de boca e orofaringe, identificaram que 76,8% dos pacientes acometidos eram tabagistas.[49] Segundo a OMS, a cada ano morrem cerca de 5 milhões de pessoas em todo o mundo devido ao consumo dos produtos derivados do tabaco. Essa mesma organização também estima que, se a atual tendência de consumo for mantida nos próximos 30 a 40 anos, quando os fumantes jovens de hoje atingirem a meia-idade, a epidemia tabagística será responsável por 10 milhões de mortes por ano, sendo que 70% delas ocorrerão em países em desenvolvimento. No Brasil, são estimadas mais de 200 mil mortes por ano decorrentes do tabagismo.[46] Nesse mesmo estudo, os autores concluíram que a relação de incidência entre os gêneros foi de 3,35:1, homem/mulher, respectivamente.[49] Um estudo realizado na cidade de Passo Fundo/RS e região obteve resultado similar, pois o predomínio dessa forma de câncer foi verificado em indivíduos do gênero masculino.[45]

Pelo fato de o tabagismo ser um importante fator de risco, houve a necessidade de investir em políticas públicas para seu controle. Nesse sentido, a Comissão Nacional para Implementação da Convenção--Quadro (CONICQ) foi precedida pela Comissão Nacional para o Controle do Uso do Tabaco (CNCT). O trabalho da CONICQ trouxe avanços significativos para o controle do tabaco em várias áreas, entre os quais se destacam:

- obrigação de incluir advertências com imagens, definidas pelo Ministério da Saúde, nos produtos do tabaco;
- proibição do trabalho de menores de 18 anos na colheita, no beneficiamento ou na industrialização do fumo, instituída pelo Ministério do Trabalho e Emprego;
- proibição do uso de financiamento público do Programa Nacional de Fortalecimento da Agricultura Familiar (PRONAF – Ministério do Desenvolvimento Agrário) para a produção de tabaco;
- criação do Programa Nacional de Diversificação nas áreas cultivadas com tabaco, coordenado pelo Ministério do Desenvolvimento Agrário e que tem como objetivo desenvolver alternativas saudáveis e economicamente viáveis à produção de fumo;
- fortalecimento das ações de combate ao mercado ilegal de cigarros, em especial com a criação do Sistema de Controle e Rastreamento da Produção de Cigarros (SCORPIOS), do Ministério da Fazenda; e
- elevação de preços e impostos incidentes sobre cigarros pelo Ministério da Fazenda.

O pacote MPOWER é um Relatório da OMS sobre a Epidemia Global de Tabagismo. Traz seis políticas para reduzir e prevenir o consumo de tabaco e foi implantado em 2008 (Quadro 5.2). Pretende-se assim proteger os jovens de começar a fumar, ajudar os fumantes atuais a abandonarem o vício, proteger os não fumantes da exposição à fumaça e livrar os países e suas populações dos males do tabaco.

QUADRO 5.2 – Políticas do pacote MPOWER (OMS)

AS SEIS POLÍTICAS DO PACOTE MPOWER SÃO:

Monitorar o consumo de tabaco e as políticas de prevenção. Mais da metade dos países não têm informação mínima de monitoração.

Proteger as pessoas de fumarem tabaco. Somente 5% da população mundial é coberta por legislação abrangente contra o tabaco.

Oferecer ajuda para deixar o consumo de tabaco. Poucos usuários do tabaco recebem a ajuda de que precisam para abandonar o vício.

Advertir sobre os perigos do tabaco. Poucos países têm pacotes de advertência abrangentes.

Aplicar proibições sobre a publicidade, a promoção e o patrocínio do tabaco. Poucos países fazem cumprir essas proibições.

Elevar impostos sobre o tabaco. O financiamento para o controle global do tabaco é inadequado.[50]

No Brasil, o IBGE e o Ministério da Saúde, o INCA, a Secretaria de Vigilância em Saúde (SVS) e a Agência Nacional de Vigilância Sanitária (ANVISA) constituíram parceria para realização de uma pesquisa especial da Pesquisa Nacional por Amostra de Domicílios (PNAD) em 2008 sobre o tema. A Pesquisa Especial de Tabagismo (PETab), então realizada, buscou atender dois objetivos: subsidiar as políticas nacionais referentes ao tema e se integrar ao projeto com vistas à comparabilidade internacional dessas estatísticas.[51]

Do total de 143 milhões de pessoas de 15 anos de idade ou mais, estimado em 2008, 24,6 milhões (17,2%) fumavam algum produto derivado do tabaco. Dentre os homens, esse percentual era de 21,6% (contingente de 14,8 milhões) e, entre as mulheres, de 13,1% (9,8 milhões).[51]

Verificou-se entre as pessoas com idade de 45 a 64 anos o maior percentual de fumantes no Brasil (22,7%), fato observado em todas as regiões. No Sudeste (8,6%), chamou atenção o percentual bem abaixo da média nacional (12,9%) de fumantes entre as pessoas com 65 anos de idade ou mais.[51]

O período atual pós-desenvolvimento do SUS apresenta uma intencionalidade discursiva que assenta sobre densa série de consensos e unanimidades relacionadas ao processo saúde-doença, mas que ainda é inoperante em relação ao câncer da boca. O atual conhecimento acerca dessa neoplasia é tão representativo quanto o de suas consequências para o paciente e o de seu tratamento. Porém, esse conhecimento não é difundido para a coletividade, e medidas relativamente fáceis de serem tomadas não são seguidas.[52,53]

A partir do final de 2004, um grupo técnico de especialistas na área de câncer da boca do Ministério da Saúde começou a discutir políticas públicas voltadas para o controle dessa doença. Os resultados esperados, porém, só poderão ser avaliados quando da real prática das atividades propostas.[54]

ETILISMO

O consumo de álcool é um importante fator de risco para cânceres da cavidade oral, da faringe e da laringe. Embora o mecanismo causal não seja totalmente compreendido, o etanol pode influenciar diretamente o risco de câncer por meio de efeitos carcinogênicos diretos e/ou indiretos, incrementando os efeitos de outros carcinógenos, mais comumente do tabaco. Há especulações de que outros ingredientes de bebidas alcoólicas, além do etanol, podem adicionalmente influenciar o risco de câncer.

Entretanto, o risco é menor em níveis de baixo consumo de vinho do que para os outros tipos de bebida.[55] A conversão do etanol em acetaldeído pode ser um fator etiológico importante do câncer de boca.[56] Em seu estudo, Dedivitis relata que, dos pacientes com câncer de boca, a relação de incidência de etilistas foi de 74%.[49] O INCA confirma que o consumo regular de bebidas alcoólicas aumenta o risco de desenvolver câncer de boca. A associação entre cigarro e bebidas alcoólicas aumenta consideravelmente o risco para essa forma de câncer.[47]

Contudo, o consumo de bebida alcoólica tem conotações diversas em diferentes países. Na China, esse consumo tem um lugar importante em muitas celebrações culturais, e tem havido uma cultura de beber nesse país há pelo menos 7.000 anos.[57]

HPV

Os papiloma vírus humanos (HPVs) pertencem à família Papillomaviridae, e seu ciclo de vida está diretamente ligado à diferenciação das células epiteliais do hospedeiro. Possuem seis genes que se expressam precocemente e dois genes que se expressam tardiamente, sendo denominados respectivamente E (*early*) e L (*late*). O HPV tem como alvo as células basais de epitélios escamosos, em particular da área genital, onde está associado ao carcinoma da cérvice uterina.

Na boca, o HPV está associado ao papiloma escamoso oral, ao condiloma acuminado, à verruga vulgar e à hiperplasia epitelial focal. Contudo, seu papel na carcinogênese oral é ainda controverso, sendo também identificado como agente etiológico de alguns carcinomas de células escamosas de cabeça e pescoço.[58] Entretanto, por mais de 30 anos, certos genótipos de "alto risco" de HPVs foram conhecidos por estarem envolvidos na patogênese dos cânceres cervicais.[59,60]

A infecção pelo HPV pode agir sinergicamente com agentes carcinogênicos, como o tabaco e o álcool.[61] A maior parte (mais que 90%) dos carcinomas de células escamosas de cabeça e pescoço associados ao HPV são causados por um tipo de vírus, o HPV 16, o mesmo que leva ao câncer anogenital associado ao HPV.[61,62] O HPV relacionado ao carcinoma espinocelular de cabeça e pescoço está relacionado a cerca de 25% de todos os cânceres de boca e pescoço. Eles são predominantemente tumores de orofaringe e apresentam um comportamento biológico distinto, incluindo melhora da resposta à quimio e à radioterapia.[58]

DOENÇAS IMUNOCOMPROMETEDORAS

Em estudo realizado por Kotrashetti e colaboradores,[63] encontrou-se uma incidência rara de fibrossarcoma, o qual consiste em uma neoplasia maligna que raramente afeta a cavidade oral e pode causar recidivas locais ou metástase. Fibrossarcomas respondem por 15% de todos os sarcomas de tecidos moles e, reunidos, representam apenas 1% de todos os tumores malignos de cabeça e pescoço.

O comportamento clínico é caracterizado por alta taxa de recorrência local e baixa incidência de nódulos linfáticos regionais e/ou metástase hematogênica distante. A etiologia não tem causa definida, mas está associada à ocorrência de lesões preexistentes ou a áreas previamente irradiadas de lesões ósseas. A imunossupressão associada à infecção pelo HIV tem sido consistentemente associada a vários tipos de câncer, incluindo o sarcoma de Kaposi, o linfoma não Hodgkin e o carcinoma invasivo do colo do útero. Neoplasias raras como a doença de Hodgkin, o câncer anal, a leucemia, o carcinoma basocelular e o carcinoma espinocelular também foram demonstradas.[63]

OCUPAÇÃO

Embora fumo e álcool sejam os principais fatores de risco reconhecidos, estudos prévios encontraram relação entre os cânceres de boca e de faringe e o exercício de determinadas profissões, como pescador, agricultor, pintor, açougueiro, pedreiro, condutor de veículos a motor, encanador, trabalhador da construção civil e instalador de carpetes.[64] Muitos, possivelmente, são associados à maior exposição solar, como no caso dos pescadores e dos agricultores. O emprego em oficinas mecânicas e a profissão de mecânico de automóveis revelaram risco para câncer de boca e orofaringe, independentemente da idade e do consumo de tabaco e álcool.[64]

HIGIENE ORAL E PERIODONTO

Existem muitas evidências de que bactérias da cavidade oral e periodontopatogênicas encontram-se presentes em tecidos neoplásicos. Porém, ainda não se pode afirmar que tais bactérias iniciem ou promovam a carcinogênese.[56] Além disso, Rezendel e colaboradores[37] encontraram a presença de associação de doença periodontal mais severa nos portadores de câncer sem relação com hábitos de higiene ou condição dentária.[37]

IDADE

É forte a tendência de associação entre a ocorrência de câncer de boca e o avanço na idade, como sustentam vários estudos. O perfil epidemiológico do câncer de boca encontrado em um estudo realizado em Santa Catarina foi de paciente do sexo masculino, com 51 a 60 anos de idade, proveniente da capital e da região metropolitana, apresentando, na maior parte dos casos, lesão na língua com evolução de até 6 meses, diagnosticada como carcinoma espinocelular grau II, sendo tratado pela combinação de cirurgia e quimioterapia.[7] Já em estudo realizado por Dedivitis, a idade variou de 46 a 91 anos (média de 62).[49] Mosele relata a prevalência de carcinoma espinocelular oral na 6ª década de vida.[45]

GENÉTICA

A resposta defeituosa a danos no DNA pode resultar em apoptose ou pode levar à instabilidade genômica, ao crescimento celular desregulado e a um maior risco de câncer. Existe variação considerável na forma de um indivíduo responder a danos no DNA. Enquanto alguns indivíduos têm a capacidade de reparo de DNA adequada, há pacientes com resposta defeituosa a danos nesse nível, como aqueles com xeroderma pigmentoso, os quais são mais suscetíveis ao câncer. Indivíduos fenotipicamente normais com reduzida resposta ao dano celular também podem ter aumentado o risco de câncer. Esse tema, se devidamente identificado, pode ser alvo de programas de intervenção.[65,66]

Em metanálise conduzida por Zhang e colaboradores, identificou-se o ADH1B 47Arg como um alelo ancestral comum que pode aumentar significativamente o risco de carcinoma espinocelular em asiáticos, especialmente quando combinado com o consumo de álcool ou o ALDH2 alelo.[67] A perda da função do gene supressor de tumor p53 desempenha um papel importante no desenvolvimento do câncer, uma vez que mutações do gene p53 (TP53) são encontradas em mais de 50% das neoplasias malignas.[68]

TRATAMENTO DO CÂNCER DE CABEÇA E PESCOÇO

Há atualmente três formas eficazes para tratamento do câncer de boca e, por extensão, de cabeça e pescoço: radioterapia, quimioterapia e cirurgia. Dependendo do tipo de câncer, do estadiamento e do caso, essas técnicas podem ser utilizadas isoladamente ou combinadas (Quadro 5.3).[69]

Em uma recente revisão sistemática avaliando o manejo atual do tratamento do câncer de boca, Genden e colaboradores[70] afirmaram que, descoberto precocemente (estádios I e II), o câncer de boca é geralmente curável com terapias isoladas como a cirurgia, a qual é preferível e indicada na maior parte dos casos em razão da simplicidade do tratamento e dos excelentes resultados a respeito da cura e da função pós-cirúrgica. Estádios avançados (III e IV) são mais bem tratados com terapias multimodais, usando duas ou três modalidades complementares, geralmente cirurgia seguida de radioterapia, particularmente para os casos de lesões primárias de alto risco.[70]

O protocolo para a radioterapia está descrito como se segue: unidade de radiação absorvida: Gy (1 Gy = 100 rads = 1.000 cGy), com dose convencional de 2 Gy/dia (200 rads) por 5 dias na semana. A dose total para tratamento do câncer espinocelular chega de 60 a 75 Gy. Os principais efeitos colaterais são queimadura, alopecia, destruição das glândulas salivares (levando a xerostomia), cárie de radiação, endoarterite obliterante (levando a osteorradionecrose) e mucosite oral.[70] Para minimizar, controlar ou tratar os efeitos colaterais, bem como para o planejamento da radioterapia, deve ser feita uma cuidadosa avaliação pré-tratamento.

A avaliação pré-tratamento com radioterapia prevê:

- exame clínico dos tecidos duros e da mucosa bucal;

QUADRO 5.3 – Tratamento do câncer segundo o INCA

O INCA[15,16] alerta que o tratamento e a cura de um carcinoma *in situ*, ou seja, intraepitelial, que não invadiu o tecido conjuntivo subjacente, são mais rápidos, menos onerosos e mais efetivos, dadas as melhores condições proporcionadas pela localização da neoplasia. Os programas de prevenção e diagnóstico precoce do câncer de boca deveriam atuar mais dinamicamente nessa fase, ou seja, na busca de lesões suspeitas ou que já podem ser consideradas como tumores localizados intraepitelialmente. A cirurgia e a radioterapia estão indicadas nesses casos de lesões iniciais pelo fato de ambas apresentarem resultados semelhantes com um bom prognóstico, com cura em 80% dos casos. Estima-se que no período de 1981 a 1985, no Brasil, apenas 0,88% dos casos de câncer de boca foram diagnosticados *in situ* e 99,12% nos estádios I a IV, período em que as lesões tornam-se bem mais preocupantes. Ao se tornar invasivo por rompimento do epitélio, o tumor, além de apresentar um potencial para a ocorrência de metástases, exige um tratamento mais complexo e frequentemente determina um prognóstico com menores taxas de sucesso. Se as lesões ainda forem passíveis de cirurgia, esta pode ser realizada isoladamente ou associada à radioterapia. Nos casos de linfonodomegalia metastática, o esvaziamento cervical do lado afetado está indicado.

- exame radiográfico, identificação e tratamento de infecções preexistentes e de lesões;
- traumas aos tecidos;
- eliminação de sítios de infecção;
- extração de dentes que possam trazer futuros problemas (o que é muito importante para evitar a osteorradionecrose);
- realização de cirurgias orais pelo menos 2 semanas antes do início da radioterapia; e
- remoção de bandas e braquetes ortodônticos.

No caso das exodontias prévias, para evitar exodontias posteriores à radioterapia, uma vez que estão contraindicadas devido à diminuição da circulação sanguínea no local, devem ser observados os seguintes critérios e indicações:

- dentes com moderada a avançada doença periodontal;
- dentes com cáries não restauráveis e/ou com extensas lesões periapicais ou lesões ativas;
- dentes impactados ou parcialmente irrompidos; e
- raízes residuais ou restos radiculares.

Na quimioterapia, os efeitos adversos ocorrem pela ação dos agentes sobre as células normais que têm alto *turn over*, como na produção de mucosites do trato gastrintestinal. Para prevenir a mucosite oral, podem ser usados como métodos preventivos a correção de condições orais preexistentes, a orientação quanto à higiene oral, a remoção de agentes irritantes locais, a crioterapia, o uso de antibióticos profiláticos e a terapia com *laser*.[71]

RECOMENDAÇÕES DE POLÍTICAS PÚBLICAS PARA O CONTROLE DO CÂNCER DE BOCA

Resultado de estudo realizado em 2001, com publicação em 2006, o conjunto de recomendações a seguir pode ser útil para o fomento e o monitoramento de políticas públicas viáveis que façam o controle do câncer de boca. Como o próprio autor sugere,

> [...] longe de representarem conceitos pretensiosos, definidos, fechados e rígidos, essas recomendações podem funcionar como alternativas a mais na construção de políticas públicas; podem e devem ser reavaliadas baseando-se nos momentos social e político e no quadro epidemiológico da época em que forem utilizadas, buscando-se, em última análise, a integralidade das ações em saúde bucal para o assunto.

A seguir, são apresentadas as recomendações sugeridas por Angelim e colaboradores.[54]

1. Utilização de dados confiáveis, baseados em um sólido estudo que priorize a epidemiologia como alicerce, para determinar a incidência e a prevalência reais do câncer de boca, bem como o uso de outros instrumentais que possam ser disponibilizados por aquela disciplina.

2. Melhor formação dos recursos humanos, principalmente dos cirurgiões-dentistas, com vistas a sensibilizá-los para a prevenção e prepará-los tecnicamente para o diagnóstico precoce e a reabilitação dos casos pós-cirurgia.

3. Capacitação dos recursos humanos que já fazem parte das redes de atendimento estaduais de saúde bucal, da capital e do interior, com os mesmos objetivos do item "2". Essa capacitação deve contar com uma programação mínima prevista quanto à disponibilidade de financiamento específico para custear esses cursos, ao conteúdo ministrado, ao tempo de capacitação e à frequência em que serão fornecidos para que não se tornem esporádicos, de pouco alcance e sem resultados satisfatórios.

4. Maior investimento no setor de saúde bucal, com direcionamento de recursos financeiros específicos para o problema do câncer de boca, a fim de que sejam exequíveis variadas atividades relacionadas à doença.

5. Aproveitamento dos cursos já existentes, mas não específicos, como os que se destinam a capacitar profissionais para as atividades na Estratégia Saúde da Família e os formadores de agentes comunitários de saúde, com tópicos relativos ao assunto, na tentativa também de sensibilizar outros profissionais que não somente os cirurgiões-dentistas, tais como médicos, enfermeiros e funcionários dos níveis médio e fundamental.

6. Estabelecimento de parcerias entre as Secretarias Estaduais de Saúde e as faculdades de odontologia tanto para o encaminhamento de pacientes a serem atendidos nesses centros quanto para o intercâmbio de informações acerca do assunto, o auxílio durante a formação dos recursos humanos de nível superior e o estímulo à realização de pesquisas científicas sobre o problema do câncer de boca.

7. Busca de estímulo para a realização de pesquisas científicas tanto pelos centros já descritos no item "6" como pelos cursos de pós-graduação, com predileção aos enfoques populacional e de saúde pública, para que possam ser utilizadas na definição de programas amplos.

8. Estabelecimento de parcerias entre as Secretarias Estaduais de Saúde e os sistemas locais de saúde, ou seja, os municípios. Assim, os municípios também poderão delinear dados epidemiológicos acerca do câncer de boca em suas áreas a fim de elaborar políticas locais de saúde bucal para o controle da doença. Essa parceria pode garantir aos municípios a garantia do apoio teórico por parte dos gestores de saúde e a possibilidade de alocação de recursos financeiros específicos para tal intento.

9. Descentralização de unidades de atendimento para diagnósticos de casos de câncer de boca. Atualmente, o atendimento tende a se

concentrar nas capitais estaduais. A descentralização visa à formação de diferentes núcleos nas principais unidades de referência das redes de saúde estaduais (não se concentrando apenas nos grandes centros metropolitanos) e nas unidades hospitalares, com treinamento específico do pessoal alocado para esses núcleos.

10. Definição de metas claras e objetivas, quantitativas e qualitativas. Elas devem estar definidas com vistas ao controle do câncer de boca nos planos plurianuais das Secretarias Estaduais e Municipais de Saúde ou em qualquer outra programação que sirva para delinear o trabalho da coordenação de saúde bucal em um longo período, inclusive com o estabelecimento de atividades gerais e específicas e exposição dos aportes financeiros.

11. Trabalho intersetorial dentro das próprias Secretarias Estaduais de Saúde, para que esforços em atividades comuns possam ser usados entre os diferentes setores intra-Secretaria, com racionalização de atividades e redução de custos.

12. Acompanhamento dos casos de câncer de boca já diagnosticados e encaminhados para tratamento especializado (cirúrgico, quimioterápico e radioterápico), para que se possam obter informações precisas da evolução do atendimento. Esse acompanhamento deve servir também para alimentar as contrarreferências para o profissional que enviou o paciente e que fez o diagnóstico precoce da lesão.

13. Instalação de um fluxograma de atendimento aos pacientes que já foram submetidos à cirurgia para que possam ser reabilitados funcional, estética e socialmente com o trabalho integrado de cirurgiões-dentistas (para a confecção de próteses dentais), cirurgiões plásticos (para a reconstituição facial, quando necessária), psicólogos, terapeutas ocupacionais, fonoaudiólogos, enfermeiros e assistentes sociais (para a reabilitação social do usuário).

14. Divulgação ampla de medidas básicas de prevenção para a população, utilizando meios de comunicação social disponíveis, como jornais, revistas, televisão e rádio. Nessa divulgação, devem ser trabalhados os fatores de risco ao câncer, na tentativa de reduzi-los, englobando assuntos diversos como hábitos de higiene, tabagismo, etilismo e nutrição, bem como a orientação básica de como proceder em casos de lesões suspeitas.

15. Estabelecimento de parcerias entre as Secretarias Estaduais de Saúde e entidades civis, de representação de classes profissionais, como associações, conselhos e sindicatos, principalmente da área de odontologia. Parcerias com organizações não governamentais podem ser feitas para o planejamento de atividades comuns que visem à divulgação, à difusão da informação, ao fomento de pesquisas e ao suporte financeiro a fim de tornar exequíveis esses projetos.

16. Constante avaliação das políticas públicas de saúde para o controle do câncer de boca, com o devido ajustamento das atividades aplicadas e a redefinição de novas ações.

Referências

CAPÍTULO 1

Conceitos importantes para a prevenção em saúde bucal

1. Brasil. Ministério da Saúde. Divisão Nacional de Saúde Bucal. Levantamento epidemiológico em saúde bucal: Brasil, zona urbana, 1986. Brasília: Ministério da Saúde; 1988.

2. Brasil. Ministério da Saúde. Projeto SB Brasil 2003. Condições da saúde bucal da população brasileira 2002-2003: resultados principais. Brasília: MS; 2005.

3. Pinto VG. Comunicação pessoal; 2003.

4. Pinto VG, Lima MOP. Estudo epidemiológico de saúde bucal em trabalhadores da indústria: Brasil 2002-2003. Brasília: SESI; 2006.

5. Brasil. Ministério da Saúde. Secretaria de Atenção à Saúde/Secretaria de Vigilância em Saúde. Departamento de Atenção Básica. Coordenação Geral de Saúde Bucal. SB Brasil Pesquisa Nacional de Saúde Bucal 2010: resultados principais [Internet]. Brasília: MS; 2011 [capturado em 21 ago. 2012]. Disponível em: http://dab.saude.gov.br/cnsb/sbbrasil/arquivos/projeto_sb2010_relatorio_final.pdf.

6. Ismail AI. Clinical diagnosis of precavitated carious lesions. Community Dent Oral Epidemiol. 1997;25(1):13-23.

7. Fejerskov O, Kidd E, editors. Dental caries: the disease and its clinical management. Oxford: Blackwell Munksgaard; 2003.

8. Stenlund H, Mejàre I, Källestål C. Caries rates related to approximal caries at ages 11-13: a 10-year follow-up study in Sweden. J Dent Res. 2002;81:455-8.

9. Silva RP, Mialhe FL, Assaf AV. Diagnóstico da cárie dentária: uma visão além da boca para o planejamento de ações em saúde coletiva. In: Pereira AC, organizador. Tratado de saúde coletiva em odontologia. Nova Odessa: Napoleão; 2009.

10. Pereira AC, Meneghim MC, Ambrosano GMB, Mialhe FL, Pardi V, Flório FM. Diagnóstico de cárie e decisão de tratamento entre cirurgiões-dentistas. Robrac. 2000;9(28):40-4.

11. Bader JD, Shugars DA, Bonito AJ. Systematic reviews of selected dental caries diagnostic and management methods. J Dent Educ. 2001;65(10):960-8.

12. Pereira SM, Tagliaferro EPS, Cortelazzi KL, Ambrosano GMB, Mialhe FL, Meneghim MC, et al. Estimate of DMFT index using teeth most affected by dental caries in twelve-year-old children. Rev Saude Publica. 2009;43(1):179-82.

13. Silva RP, Meneghim MC, Correr AB, Pereira AC, Ambrosano GM, Mialhe EL. Variations in caries diagnoses and treatment recommendations and their impacts on the costs of oral health care. Community Dent Health. 2012;29(1):25-8.

14. Mialhe FL, Pereira AC. Diagnóstico da doença cárie. In: Pereira AC, organizador. Odontologia em saúde coletiva: planejando ações e promovendo saúde. Porto Alegre: Artmed; 2003. p. 216-64.

15. Batchelor PA, Sheiham A. Grouping of tooth surfaces by susceptibility to caries: a study in 5-16 year-old children. BMC Oral Health. 2004;4:2.

16. Tagliaferro EPS, Pardi V, Ambrosano GMB, Meneghim MC, Pereira AC. An overview of caries risk assessment in 0-18 year-olds over the last ten years (1997-2007). Braz J Oral Sci. 2008;7(27):1682-90.

17. Poulsen S, Scheutz F. Dental caries in Danish children and adolescents 1988-1997. Community Dent Health. 1999;16(3):166-70.

18. Pereira SM, Tagliaferro EP, Ambrosano GM, Cortelazzi KL, Meneghim Mde C, Pereira AC. Dental caries in 12-year-old schoolchildren and its relationship with socioeconomic and behavioral variables. Oral Health Prev Dent. 2007;5(4): 299-306.

19. Bratthall D. Introducing the significant caries index together with a proposal for a new global oral health goal for 12-year-olds. Int Dent J. 2000;50(6):378-84.

20. Cheachire LA. Associação entre risco social familiar e risco à cárie dentária e doença periodontal em adultos na Estratégia de saúde da família (ESF) [dissertação]. Piracicaba: Universidade Estadual de Campinas; 2011.

21. Furlani PA. Influências dos aspectos sociais e culturais na prevalência da cárie dentária em escolares de Jaraguá do Sul [monografia]. Curitiba: Universidade Federal do Paraná; 1993.

22. Martins MD, Araújo RGD, Veloso NF. Avaliação das necessidades de tratamento odontológico de crianças de baixa renda. J Bras Odontoped Odontol Bebê. 1999;2(6):132-6.

23. Loretto NRM, Seixas ZA, Jardim MC, Brito RL. Cárie dentária no Brasil: alguns aspectos sociais, políticos e econômicos. Rev ABO Nac. 2000;8(1):45-9.

24. Nadanovsky P. O declínio da cárie. In: Pinto VG, organizador. Saúde bucal coletiva. 4. ed. São Paulo: Santos; 2000. p. 341-51.

25. Jones CM, Worthington H. Water fluoridation, poverty and tooth decay in 12-year-old children. J Dent. 2000;28(6):389-93.

26. Marcenes W, Bonecker MJS. Aspectos epidemiológicos e sociais das doenças bucais. In: Buischi YP, organizador. Promoção de saúde bucal na clínica odontológica. São Paulo: Artes Médicas; 2000. p. 75-98.

27. Peres KGA, Bastos JRM, Latorre MRDO. Severidade de cárie em crianças e relação com aspectos sociais e comportamentais. Rev Saúde Pública. 2000;34:402-8.

28. Meneghim MC, Kozlowski FC, Pereira AC, Ambrosano GMB, Meneghim ZMAP. Classificação socioeconômica e sua discussão em relação à prevalência de cárie e fluorose dentária. Ciênc Saúde Coletiva. 2007;12:523-9.

29. Boing AF, Peres MA, Kovaleski DF, Zange SE, Antunes JLF. Estratificação socioeconômica em estudos epidemiológicos de cárie dentária e doenças periodontais: características da produção na década de 90. Cad Saúde Pública. 2005;21(3):673-8.

30. Gonçalves ER, Peres MA, Marcenes W. Cárie dentária e condições sócio-econômicas: um estudo transversal com jovens de 18 anos de Florianópolis, Santa Catarina, Brasil. Cad Saúde Pública. 2002;18(3):699-706.

31. Tagliaferro EPS, Pereira AC, Meneghim MC, Ambrosano GMB. Assessment of dental caries predictors in a seven-year longitudinal study. J Public Health Dent. 2006;66:169-73.

32. Stamm JW, Stewart PW, Bohannan HM, Disney JA, Graves RC, Abernathy JR. Risk assessment for oral diseases. Adv Dent Res. 1991;5:4-17.

33. Tagliaferro EPS, Pardi, V, Pereira AC. Avaliação de risco. In: Pereira AC, organizador. Tratado de saúde coletiva em odontologia. Nova Odessa: Napoleão; 2009.

34. Narvai PC. Odontologia e saúde bucal coletiva. São Paulo: Hucitec; 1994.

35. Brasil. Ministério da Saúde. Plano de reorganização da atenção à hipertensão arterial e ao diabetes mellitus. Manual de hipertensão arterial e diabetes mellitus. Brasília: MS; 2001.

36. Silva AC. O impacto do Programa de Saúde da Família no município de Sobral - Ceará: uma análise da evolução de saúde das crianças menores de cinco anos de idade no período de 1995-2002, Ceará [tese]. São Paulo: Universidade de São Paulo; 2003.

37. Macinko J, Guanais FC, Souza MFM. Evaluation of the impact of the Family Health Program on infant mortality in Brazil, 1990-2002. J Epidemiol Community Health. 2006;60:13-9.

38. Almeida PF, Giovanella L. Avaliação em Atenção Básica à Saúde no Brasil: mapeamento e

análise das pesquisas realizadas e/ou financiadas pelo Ministério da Saúde entre os anos de 2000 e 2006. Cad Saúde Pública. 2008;24(8):1727-42.

39. Aquino R, Oliveira NF, Barreto ML. Impact of the Family Health Program on Infant Mortality in Brazilian Municipalities. Am J Public Health. 2009;99:87-93.

40. Bulgareli JV. Avaliação da resolutividade em saúde bucal na atenção básica comparando os modelos de atenção existentes no município de Marília/SP [dissertação]. Dissertação de Mestrado. Piracicaba: Universidade Estadual de Campinas; 2011.

41. Roncalli AG, Lima KC. Impacto do Programa Saúde da Família sobre indicadores de saúde da criança em municípios de grande porte da região Nordeste do Brasil. Ciênc saúde coletiva. 2006;11(3):713-24.

42. Souza TMS, Roncalli AG. Saúde bucal no Programa Saúde da Família: uma avaliação do modelo assistencial. Cad Saúde Pública. 2007;23(11):2727-39.

43. Brasil. Lei nº 8.080, de 19 de setembro de 1990. Dispõe sobre as condições para a promoção, proteção e recuperação da saúde, a organização e o funcionamento dos serviços correspondentes e dá outras providências. Diário Oficial da Uniao. 20 set 1990; Seção 1:018055.

44. Tanaka OU, Melo C. Avaliação de programas de saúde do adolescente: um modo de fazer. São Paulo: Edusp; 2001.

45. Krauss Silva L. Avaliação tecnológica e análise custo-efetividade em saúde: a incorporação de tecnologias e a produção de diretrizes clínicas para o SUS. Ciênc Saúde Coletiva. 2003;8(2):5001-20.

46. Jekel JF, Katz DL, Elmore JG. Introdução a medicina preventiva. In: Jekel JF, Katz DL, Elmore JG. Epidemiologia, bioestatística e medicina preventiva. 2. ed. Porto Alegre: Artmed; 2005. Cap. 14, p. 233-42.

47. Lima CRM, Lima CRM. A avaliação do custo eficácia das intervenções em organizações de saúde. Rev Adm Empres. 1998;38(2):62-73.

48. Sancho LG. Revisitando a literatura sobre custo-efetividade e utilidade em saúde Cad Saúde Pública. 2008;24(12):2735-46.

CAPÍTULO 2

Aspectos preventivos da cárie e da fluorose dentária

1. Conselho Federal de Odontologia [Internet]. Brasília: CFO; 2011 [capturado em 10 nov. 2011]. Disponível em: http://www.cfo.org.br.

2. Brasil. Ministério da Saúde. Secretaria de Atenção à Saúde/Secretaria de Vigilância em Saúde. Departamento de Atenção Básica. Coordenação Geral de Saúde Bucal. SB Brasil Pesquisa Nacional de Saúde Bucal 2010: resultados principais. Brasília: MS; 2011.

3. Keyes PH. Recent advances in dental research: bacteriology. Int Dent J. 1962;12(4):443-64.

4. Newbrum E. Cariology. Baltimore: Williams & Wilkins; 1983.

5. Fejerskov O, Manji F. Risk assessment in dental caries. In: Bader JD, editor. Risk assessment in dentistry. Chapel Hill: University of North Carolina; 1990.

6. Rose G. Sick individuals and sick populations. Int J Epidemiol. 1985;14(1):32-8.

7. Martins RJ, Garbin CAS, Garbin AJI, Moimaz SAS, Saliba O. Declínio da cárie em um município da região noroeste do Estado de São Paulo, Brasil, no período de 1998 a 2004. Cad Saúde Pública. 2006;22(5):1035-41.

8. Weyne SC. A construção do paradigma de promoção de saúde: um desafio para as novas gerações. In: Kriger L, organizador. Promoção de saúde bucal. São Paulo: Artes Médicas; 1997. p. 3-26.

9. Furlani PA. Influências dos aspectos sociais e culturais na prevalência da cárie dentária em escolares de Jaraguá do Sul [dissertação]. Curitiba: Universidade Federal do Paraná; 1993.

10. Martins MD, Araújo RGD, Veloso NF. Avaliação das necessidades de tratamento odontológico de crianças de baixa renda. J Bras Odontopediatr Odontol Bebê. 1999;2(6):132-6.

11. Loretto NRM, Seixas ZA, Jardim MC, Brito RL. Cárie dentária no Brasil: alguns aspectos sociais, políticos e econômicos. Rev ABO Nac. 2000;8(1):45-9.

12. Nadanovsky P. O declínio da cárie. In: Pinto VG, organizador. Saúde bucal coletiva. São Paulo: Santos; 2000. p. 341-51.

13. Cheachire LA. Associação entre risco social familiar e risco à cárie dentária e doença periodontal em adultos no Programa de Saúde da Família [dissertação]. Piracicaba: Faculdade de Odontologia de Piracicaba; 2011.

14. Jones CM, Worthington H. Water fluoridation, poverty and tooth decay in 12-year-old children. J Dent. 2000;28(6):389-93.

15. Marcenes W, Bonecker MJS. Aspectos epidemiológicos e sociais das doenças bucais. In: Buischi YP, organizador. Promoção de saúde bucal na clínica odontológica. São Paulo: Artes Médicas; 2000. p. 75-98.

16. Peres KGA, Bastos JRM, Latorre MRDO. Severidade de cárie em crianças e relação com aspectos sociais e comportamentais. Rev Saúde Pública. 2000;34(4):402-8.

17. Meneghim MC, Kozlowski FC, Pereira AC, Ambrosano G, Pedroso ZMA. Classificação socioeconômica e sua discussão em relação à prevalência de cárie e fluorose dentária. Ciênc Saúde Coletiva. 2007;12(2):523-9.

18. Boing AF, Peres MA, Kovaleski DF, Zangs SE, Antunes JL. Estratificação socioeconômica em estudos epidemiológicos de cárie dentária e doenças periodontais: características da produção na década de 90. Cad Saúde Pública. 2005;21(3):673-8.

19. Peres KGA, Bastos JRM, Latorre MRDO. Severidade de cárie em crianças e relação com aspectos sociais e comportamentais. Rev Saúde Pública. 2000;34(4):402-408.

20. Grzywacz JG. Socioeconomic status and health behaviors among Californians. In: Kronenfeld JJ, editor. Health, illness and use of care: the impact of social factors. New York: Elsevier; 2000. p. 121-49.

21. Tagliaferro EPS, Pereira AC, Meneghim MC, Ambrosano GMB. Assessment of dental caries predictors in a seven-year longitudinal study. J Public Health Dent. 2006;66(3):169-73.

22. Stamm JW, Stewart PW, Bohannan HM, Disney JA, Graves RC, Abernathy JR. Risk assessment for oral diseases. Adv Dent Res. 1991;5:4-17.

23. Tagliaferro EPS, Pardi, V, Pereira AC. Avaliação de risco. In: Pereira AC, organizador. Tratado de saúde coletiva em odontologia. Nova Odessa: Napoleão; 2009.

24. American Academic Pediatric Dentistry. Guideline on caries-risk assessment and management for infants, children, and adolescents [Internet]. Chicago: AAPD; 2011 [capturado em 20 abr. 2012]. Disponível em: http://www.aapd.org/media/Policies_Guidelines/G_CariesRiskAssessment.pdf.

25. American Dental Association [Internet]. Chicago: ADA; 2012 [capturado em 18 abr. 2012]. Disponível em: http://www.ada.org.

26. São Paulo. Secretaria Municipal da Saúde. Coordenação da Atenção Básica

Área Técnica de Saúde Bucal. Tratamento restaurador atraumático em larga escala. São Paulo; 2009 [capturado em 10 abr. 2012]. Disponível em: http://www.prefeitura.sp.gov.br.

27. Ferreira NP, Tenuta LMA, Cury JA. Uso de fluoretos em Odontologia. Rev CROGO. 2011.

28. Tenuta LMA, Chedid SJ, Cury JA. Uso de fluoretos em odontopediatria: mitos e evidências. In: Maia LC, Primo LG, organizador. Odontologia integrada na infância. São Paulo: Santos; 2012.

29. Saliva: its role in health and disease. Working Group 10 of the Commission on Oral Health, Research and Epidemiology (CORE). Int Dent J. 1992;42(4 Suppl 2):287-304.

30. Cury JA, Tenuta LMA, Tabchoury CPM. Saliva, goma de mascar e saúde bucal. Centenário da APCD. 2011;9:179-90.

31. Stephan RM. Changes in hydrogen-ion concentration on tooth surfaces and in carious lesions. J Am Dent Assoc. 1940;7(1):718-23.

32. Cury JA, Tenuta LMA. Enamel remineralization: controlling the caries disease or treating early caries lesions? Braz Oral Res. 2009;23 Suppl 1:23-30.

33. Marinho VC, Higgins JP, Sheiham A, Logan S. One topical fluoride (toothpastes, or mouthrinses, or gels, or varnishes) versus another for preventing dental caries in children and adolescents. Cochrane Database Syst Rev. 2004;(1):CD002780.

34. McDonag MS, Whiting PF, Wilson PM, Sutton AJ, Chestnutt I, Cooper J, et al. Systematic review of water fluoridation. BMJ. 2000;321(7265):855-59.

35. Brasil. Ministério da Saúde. Secretaria de Atenção à Saúde. Departamento de Atenção Básica. Guia de recomendações para o uso de fluoretos no Brasil. Brasília: MS; 2009. Série A. Normas e Manuais Técnicos.

36. Viegas AR. Cárie dental: prevenção e tratamento em odontologia sanitária. Arq

Faculdade Hig Saúde Pública Univ São Paulo. 1964;29(102):189-206.

37. Narvai PC, Frazão P, Fernandez RAC. Fluoretação da água e democracia. Saneas. 2004;2(18):29-33.

38. Rölla G, Oggard B, Cruz RA. Clinical effect and mechanism of cariostatic action of fluoride containing toothpaste: a review. Int Dent J. 1991;41(3):171-4.

39. Chaves SCL, Vieira-da-Silva LM. A efetividade do dentifrício fluoretado no controle da cárie dental: uma meta-análise. Rev Saúde Pública. 2002;36(5):598-606.

40. Brasil. Ministério da Saúde. Agência Nacional de Vigilância Sanitária. Resolução n° 79, de 28 agosto de 2000. Brasília: ANVISA; 2000 [capturado em 12 set. 2012]. Disponível em: http://www.anvisa.gov.br/cosmeticos/guia/html/79_2000.pdf.

41. Walsh T, Worthington HV, Glenny AM, Appelbe P, Marinho VC, Shi X. Fluoride toothpastes of different concentrations for preventing dental caries in children and adolescents. Cochrane Database Syst Rev. 2010;(1):CD007868.

42. Wong MC, Clarkson J, Glenny AM, Lo EC, Marinho VC, Tsang BW, et al. Cochrane reviews on the benefits/risks of fluoride Toothpastes. J Dent Res. 2011;90(5):573-9.

43. Cury JA, Tenuta LM, Ribeiro CC, Paes Leme AF. The importance of fluoride dentifrices to the current dental caries prevalence in Brazil. Braz Dent J. 2004;15(3):167-74.

44. Marinho VC, Higgins JP, Sheiham A, Logan S. Combinations of topical fluoride (Toothpastes, mouthrinses, gels, varnishes) versus single topical fluoride for preventing dental caries in children and adolescents. Cochrane Database Syst Rev. 2004;(1):CD002781.

45. Marinho VC, Higgins JP, Logan S, Sheiham A. Fluoride mouthrinses for preventing dental caries in children and adolescents. Cochrane Database Syst Rev. 2003;(3):CD002284.

46. Serra MC, Cury JA. Cinética do flúor na saliva após o uso de dentifrício e bochecho fluoretados. Rev APCD. 1992;46(5):875-8.

47. Som Odontologia. Qual escova devo usar? Qual o melhor creme dental? [Internet]. Poços de Caldas: Blogger; 2012 [capturado em 24 jan. 2013]. Disponível em: http://dnsalles.blogspot.com.br/2012/05/qual-escova-devo-usar-qual-o-melhor.html.

48. Kossaka G. Enxaguatórios bucais: ajudam ou prejudicam? [Internet]. Fortaleza: Wordpress; 2011 [capturado em 24 jan. 2013]. Disponível em: http://kossaka.wordpress.com/2011/05/15/enxaguatorios-bucais-ajudam-ou-prejudicam/.

49. Pinto VG. Saúde bucal coletiva. 4. ed. São Paulo: Santos; 2001.

50. Tenuta LMA, Cerezetti RV, Del Bel Cury AA, Tabchoury CP, Cury JA. Fluoride release from CaF_2 and enamel demineralization. J Dent Res. 2008;87(11):1032-6.

51. Marinho VC, Higgins JP, Sheiham A, Logan S. Fluoride toothpastes for preventing dental caries in children and adolescents. Cochrane Database Syst Rev. 2003;(1):CD002278.

52. Llodra JC, Bravo M, Delgado-Rodriguez M, Baca P, Galvez R. Factors influencing the effectiveness of sealants: a metaanalysis. Community Dent Oral Epidemiol. 1993;21(5):261-8.

53. Hayacibara MF, Leme AFP, Lima YBO, Gonçalves NCLAV, Queiroz CS, Gomes MJ, et al. Alkali-soluble fluoride deposition on enamel after professional application of topical fluoride in vitro. J Appl Oral Sci. 2004;12(1):18-21.

54. Nova DFL. Flúor tópico gel DFL [Internet]. Rio de Janeiro: Nova DFL; 2013 [capturado em 24 jan. 2013]. Disponível em: http://novadfl.com.br/novo-site/blog/produtos/fluor-topico-gel-dfl/?cat=dentistica.

55. Vigodent. Flúor tópico gel top gel [Internet]. Rio de Janeiro: Vigodent; 2013 [capturado em 05 abr. 2012]. Disponível em: http://www.vigodent.com.br/.

56. Sswhite. Fluorniz: verniz fluoretado [internet]. Rio de Janeiro: Sswrite; 2013 [capturado em 24 jan. 2013]. Disponível em: http://www.sswhite.com.br/produtos_det.php?cod_produto=28303525.

57. Colgate Professional. Colgate duraphat [Internet]. São Paulo: Colgate-Palmolive Company; c2013 [capturado em 24 jan. 2013]. Disponível em: http://www.colgateprofissional.com.br/produtos/Colgate-Duraphat/detalhes.

58. Dentsply. Duraflur: verniz com flúor [Internet]. Rio de Janeiro: ISOCRM; 2012 [capturado em 24 jan. 2013]. Disponível em: http://www.dentsply.com.br/isogesac/hisows_portal.aspx?1,2,2,Produto,53,61.

59. FGM. Catálogo de produtos FGM: 2010/11. Joinville: FGM Produtos Odontológicos; c2011

[capturado em 24 jan. 2013]. Disponível em: http://www.fgm.ind.br/site/catalogo/pt/2010/catalogo.pdf.

60. Tenuta LMA, Cury JA. Fluoreto: da ciência à prática clínica. In: Assed S, organizador. Odontopediatria: bases científicas para a prática clínica. São Paulo: Artes Médicas; 2005. p. 113-52.

61. Azarpazhooh A, Main PA. Fluoride varnish in the prevention of dental caries in children and adolescents: a systematic review. J Can Dent Assoc. 2008;74(1):73-9.

62. Beauchamp J, Caufield PW, Crall JJ, Donly K, Feigal R, Gooch B, et al. Evidence-based clinical recommendations for the use of pit-and-fissure sealants: a report of the American Dental Association Council on Scientific Affairs. J Am Dent Assoc. 2008;139(3):257-68.

63. Griffin SO, Oong E, Kohn W, Vidakovic B, Gooch BF; CDC Dental Sealant Systematic Review Work Group, et al. The effectiveness of sealants in managing caries lesions. J Dent Res. 2008;87(2):169-74.

64. Yengopal V, Mickenautsch S, Bezerra AC, Leal SC. Caries-preventive effect of glass ionomer and resine-based fissure sealants on permanent teeth: a meta analysis. J Oral Sci. 2009;51(3):373-82.

65. Ahovuo-Saloranta A, Hiiri A, Nordblad A, Worthington H, Makela M. Pit and fissure sealants for preventing dental decay in the permanent teeth of children and adolescents. Cochrane Database Syst Rev. 2004;(3):CD001830.

66. Baldini V, Tagliaferro EP, Ambrosano GM, Meneghim Mde C, Pereira AC. Use of occlusal sealant in a community teeth of children and adolescents program and caries incidence in high- and low-risk children. J Appl Oral Sci. 2011;19(4):396-402.

67. Khan A, Moola MH, Cleaton-Jones P. Global trends in dental fluorosis from 1980 to 2000: a systematic review. Scand J Dent Res. 2005;60(1):418-21.

68. Cunha LF, Tomita NE. Fluorose dentária no Brasil: uma revisão sistemática do período 1993/2004. Cad Saude Publica. 2006;22(9):1809-16.

69. Meneghim MC. Trends in caries experience and fluorosis prevalence in 11- to 12-yearold Brazilian children between 1991 and 2004. Oral Health Prev Dent. 2006;4(3):193-8.

70. Moller IJ. Fluorides and dental fluorosis. Int Dent J. 1982;32(2):135-47.

71. Dean HT, Arnold FH. Endemic dental fluorosis or mottled teeth. J Am Dent Ass. 1943;30(16):1278-84.

72. Maltz M, Silva BB. Relação entre cárie, gengivite e fluorose e nível socioeconômico em escolares. Rev Saude Publica. 2001;35(2):170-6.

73. Peres MA, Fernandes LS, Peres KG. Inequality of water fluoridation in Southern Brazil: the inverse equity hypothesis revisited. Soc Sci Med. 2004;58(6):1181-89.

74. Moseley R, Waddington RJ, Sloan AJ, Smith AJ, Hall RC, Embery G. The influence of fluoride exposure on dentin mineralization using an in vitro organ culture model. Calcif Tissue Int. 2003;73(5):470-5.

75. Fejerskov O. Fluorose dentária: um manual para profissionais de saúde. São Paulo: Santos; 1994.

76. Moysés SJ, Moysés ST, Allegretti ACV, Argenta M, Werneck R. Fluorose dental: ficção epidemiológica? Rev Pan Salud Publica. 2002;12(5):339-46.

77. Mascarenhas AK. Risk factors for dental fluorosis: a review of the recent literature. Pediatric Dentistry. 2000;22(4):269-77.

78. Cunha LF, Tomita NE. Dental fluorosis in Brazil: a systematic review from 1993 to 2004. Cad Saúde Pública. 2006; 22(9):1809-186.

CAPÍTULO 3

Prevenção em periodontia

1. Martins MD, Martins MAT. Etiopatogênese da doença periodontal. In: Brunetti MC, Fernandes MI, Moraes RGB. Fundamentos da periodontia: teoria e prática. São Paulo: Artes Médicas; 2007.

2. Hebling E. Diagnóstico e prevenção das doenças periodontais. In: Pereira AC, organizador. Tratado de saúde coletiva em odontologia. Nova Odessa: Napoleão; 2009.

3. van der Weijden F, Slot DE. Oral hygiene in the prevention of periodontal diseases: the evidence. Periodontol 2000. 2011;55(1):104-23.

4. Pihlstrom BL, Michalowicz BS, Johnson NW. Periodontal diseases. Lancet. 2005;366(9499):1809-20.

5. Kinane DF, Peterson M, Stathopoulou PG. Environmental and other modifying factors of the periodontal diseases. Periodontal 2000. 2006;40:107-19.

6. Jin LJ, Armitage GC, Klinge B, Lang NP, Tonetti M, Williams RC. Global oral health inequalities: task group-periodontal disease. Adv Dent Res. 2011;23(2):221-6.

7. Albandar JM. Global risk factors and risk indicators for periodontal diseases. Periodontology 2000. 2002;29:177-206.

8. Brasil. Ministério da Saúde. Secretaria de Atenção à Saúde/Secretaria de Vigilância em Saúde. Departamento de Atenção Básica. Coordenação Geral de Saúde Bucal. SB Brasil Pesquisa Nacional de Saúde Bucal 2010: resultados principais [Internet]. Brasília: MS; 2011 [capturado em 16 jan. 2012]. Disponível em: http://dab.saude.gov.br/cnsb/sbbrasil/arquivos/projeto_sb2010_relatorio_final.pdf.

9. Spolsky VW. Epidemiologia das doenças gengival e periodontal. In: Newman MG, Carranza FA. Periodontia clínica. Rio de Janeiro: Guanabara Koogan; 1997. p. 65-84.

10. Beirne PV, Worthington HV, Clarkson JE. Routine scale and polish for periodontal health in adults. Cochrane Database Syst Rev. 2007;(4):CD004625.

11. Burt BA. Definitions of risk. J Dent Educ. 2001;65(10):1007-8.

12. Beck JD. Risk revisited. Community Dent Oral Epidemiol. 1998;26(4):220-5.

13. Brasil. Ministério da Saúde. Saúde bucal. Cadernos de Atenção Básica, n° 17. Brasília: MS; 2008.

14. Manjunath BC, Praveen K, Chandrashekar BR, Rani RM, Bhalla A. Periodontal infections: a risk factor for various systemic diseases. Natl Med J India. 2011;24(4):214-9.

15. Brasil. Ministério da Saúde. Agência Nacional de Saúde Suplementar. Manual técnico de promoção da saúde e prevenção de riscos e doenças na saúde suplementar. 2. ed. rev. e atual. Rio de Janeiro: ANS; 2007.

16. Manfredini MA. Planejamento em saúde bucal. In: Pereira AC, organizador. Odontologia em saúde coletiva: planejando ações e promovendo saúde. Porto Alegre: Artmed; 2003. p. 50-63.

17. Brasil. Ministério da Saúde. Secretaria de Atenção à Saúde. Departamento de Atenção Básica. Coordenação Nacional de Saúde Bucal. Diretrizes da política nacional de saúde bucal. Brasília: MS; 2004.

18. Boing AF, Peres MA, Kovaleski DF, Zange SE, Antunes JL. Social stratification in epidemiological studies of dental caries and periodontal diseases: a profile of the scientific literature in the 1990s. Cad Saude Publica. 2005;21(3):673-8.

19. Tagliaferro EP, Pereira AC, Meneghim AC, Ambrosano GM. Assessment of dental caries predictors in a seven-year longitudinal study. J Publ Health Dent. 2006;66(3):169-73.

20. Meneghim MC, Kozlowski FC, Pereira AC, Ambrosano GMB, Meneghim ZMAP. Classificação socioeconômica e sua discussão em relação à prevalência de cárie dentária. Cienc Saude Coletiva. 2007;12(2):523-9.

21. Pereira SM, Tagliaferro EPS, Ambrosano GMB, Cortelazzi KL, Meneghim MC, Pereira AC. Dental caries in 12-year-old schoolchildren and its relationship with socioeconomic and behavioural variables. Oral Health Prev Dent. 2007;5(4):299-306.

22. Cortellazzi KL, Pereira SM, Tagliaferro EP, Tengan C, Ambrosano GM, Meneghim Mde C, et al. Risk indicators of dental caries in 5-year-old Brazilian children. Community Dent Health. 2008;25(4):253-6.

23. Tagliaferro EP, Ambrosano GMB, Meneghim MC, Pereira AC. Risk indicators and risk predictors of dental caries in schoolchildren. J Appl Oral Sci. 2008;16(6):408-13.

24. Cortellazzi KL, Tagliaferro EPS, Assaf AV, Tafner APM, Ambrosano GMB, Bittar TO. Influência de variáveis socioeconômicas, clínicas e demográfica na experiência de cárie dentária em pré-escolares de Piracicaba, SP. Rev Bras Epidemiol. 2009;12(3):490-500.

25. Boillot A, El Halabi B, Batty GD, Rangé H, Czernichow S, Bouchard P. Education as a predictor of chronic periodontitis: a systematic review with meta-analysis population-based studies. PloS One. 2011;6(7):e21508.

26. Ababneh KT, Abu Hwaij ZM, Khader YS. Prevalence and risk indicators of gingivitis and periodontitis in a Multi-Centre study in North Jordan: a cross sectional study. BMC Oral Health. 2012;12:1.

27. Leroy R, Jara A, Martens L, Declerck D. Oral hygiene and gingival health in Flemish pre-school children. Community Dent Health. 2011;28(1):75-81.

28. Kolawole KA, Oziegbe EO, Bamise CT. Oral hygiene measures and the periodontal status of school children. Int J Dent Hyg. 2011;9(2):143-8.

29. Bonanato K, Pordeus IA, Moura-Leite FR, Ramos-Jorge ML, Vale MP, Paiva SM. Oral disease and social class in a random sample of five-year-old preschool children in a Brazilian city. Oral Health Prev Dent. 2010;8(2):125-32.

30. Susin C, Haas AN, Valle M, Oppermann RV, Albandar JM. Prevalence and risk indicators for chronic periodontitis in adolescents and young adults in south Brazil. J Clin Periodontol. 2011;38(4):326-33.

31. Gerritsen AE, Creugers NH. Quality of life associated with tooth loss and tooth replacement. Ned Tijdschr Tandheelkd. 2011;118(4):210-3.

32. Slattery MM, Morrison JJ. Preterm delivery. Lancet. 2002;360(9344):1489-97.

33. Goldenberg RL, Culhane JF, Iams JD, Romero R. Epidemiology and causes of preterm birth. Lancet. 2008;371(9606):75-84.

34. Amar S, Chung KM. Influence of hormonal variation on the periodontium in women. Periodontol 2000. 1994;6:79-87.

35. Straka M. Pregnancy and periodontal tissues. Neuro Endocrinol Lett. 2011;32(1):34-8.

36. Carrillo-de-Albornoz A, Figuero E, Herrera D, Cuesta P, Bascones-Martínez A. Gingival changes during pregnancy: III. Impact of clinical, microbiological, immunological and socio-demographic factors on gingival inflammation. J Clin Periodontol. 2012;39(3):272-83.

37. Vogt M, Sallum AW, Cecatti JG, MoraisSS. Factors associated with the prevalence of periodontal disease in low-risk pregnant women. Reprod Health. 2012;9:3.

38. Reis DM, Pitta DR, Ferreira HMB, Jesus MCP, Moraes MEL, Soares MG. Educação em saúde como estratégia de promoção de saúde bucal em gestantes. Ciênc Saúde Coletiva. 2010;15(1): 269-76.

39. Moimaz SAS, Garbin CAS, Saliba NA, Zina LG. Condição periodontal durante a gestação em um grupo de mulheres brasileiras. Cienc Odontol Bras. 2006;9(4):59-66.

40. Huck O, Tenenbaum H, Davideau J-L. Relationship between periodontal diseases and preterm birth: recent epidemiological and biological data. J Pregnancy. 2011;2011:164654.

41. Crocombe LA, Brennan DS, Slade GD, Loc DO. Is self interdental cleaning associated with dental plaque levels, dental calculus, gingivitis and periodontal disease? J Periodontal Res. 2012;47(2):188-97.

42. George A, Shamim S, Johnson M, Ajwani S, Bhole S, Blinkhorn A, et al. Periodontal treatment during pregnancy and birth outcomes: a meta-analysis of randomised trials. Int J Evid Based Healthc. 2011;9(2):122-47.

43. Kunnen A, van Doormaal JJ, Abbas F, Aarnoudse JG, van Pampus MG, Faas MM. Periodontal disease and pre-eclampsia: a systematic review. J Clin Periodontol. 2010;37(12):1075-87.

44. Radnai M, Pál A, Novák T, Urbán E, Eller J, Gorzó I. Benefits of periodontal therapy when preterm birth threatens. J Dent Res. 2009;88(3):280-4.

45. Leitich H, Brunbauer M, Bodner-Adler B, Kaider A, Egarter C, Husslein P. Antibiotic treatment of bacterial vaginosis in pregnancy: a meta-analysis. Am J Obstet Gynecol. 2003;188(3):752-8.

46. Intrenational Diabetes Federation. What is diabetes? [Internet]. Brussels: IDF; 2009 [capturado em 02 mar. 2012]. Disponível em: http://www.idf.org/diabetesatlas/what-is-diabetes.

47. Almeida RF, Pinho MM, Lima C, Faria I, Santos P, Bordalo C. Associação entre doença periodontal e patologias sistêmicas. Rev Port Clin Geral. 2006;22:379-90.

48. Madeiro AT, Bandeira FG, de Figueiredo CRLV. A estreita relação entre diabetes e doença periodontal inflamatória. Odontol Clín-Científ. 2005;4(1):7-12.

49. Oliver RC, Tervonen T. Diabetes: a risk factor for periodontitis in adults. J Periodontol. 1994;65(5 Suppl):530-8.

50. Nery CF. Diabetes e a relação com as doenças periodontais. Revista PerioNews. 2008;2(3):178-83.

51. Lakschevitz F, Aboodi G, Tenenbaum H, Glogauer M. Diabetes and periodontal diseases: interplay and links. Curr Diabetes Rev. 2011;7(6):433-9.

52. Gonçalves ELM. A importância da prevenção e da intervenção em doença periodontal pela Equipe de Saúde da Família [trabalho de conclusão de curso]. Uberlândia: Universidade Federal de Minas Gerais; 2010.

53. Silva AM, Vargas AMD, Ferreira e Ferreira E, Abreu MHNG. Periodontite em indivíduos com diabetes atendidos no sistema de saúde público

de Belo Horizonte, Brasil. Rev bras epidemiol. 2010;13(1):118-25.

54. Drumond-Santana T, Costa FO, Zenóbio EG, Soares RV, Drumond-Santana T. Impacto da doença periodontal na qualidade de vida de indivíduos diabéticos dentados. Cad. Saúde Pública. 2007;23(3):637-44.

55. Silva AM, Vargas AMD, Ferreira e Ferreira E, de Abreu MHNG. A integralidade da atenção em diabéticos com doença periodontal. Ciênc Saúde Coletiva. 2010;15(4):2197-206.

56. Sergipe. Secretaria do Estado da Saúde. Fatores de risco para a saúde: tabagismo [Internet]. Aracajú: Portal da Saúde; [2012] [capturado em 03 mar. 2012]. Disponível em: http://www.ses.se.gov.br/cidadao/index.php?act=interna&secao=111.

57. Menezes AMB, Hallal PC, Horta BL. Early determinants of smoking in adolescence: a prospective birth cohort study. Cad Saúde Pública. 2007;23(2):347-54.

58. Kubota M, Tanno-Nakanishi M, Yamada S, Okuda K, Ishihara K. Effect of smoking on subgingival microflora of patients with periodontitis in Japan. BMC Oral Health. 2011;11:1.

59. Shaju JP. Tabagismo como um fator de risco para periodontite: uma revisão de literatura. Rev odonto ciênc (Online). 2010;25(4):406-11.

60. Hanioka T, Ojima M, Tanaka K, Matsuo K, Sato F, Tanaka H. Causal assessment of smoking and tooth loss: A systematic review of observational studies. BMC Public Health. 2011;11:221.

61. Tarallo DS. Tabaco e sua relação com doença periodontal [trabalho de conclusão de curso]. Minas Gerais: Universidade Federal de Minas Gerais; 2010.

62. Khan S. Effect of smoking on periodontal health. Dis Mon. 2011;57(4):214-7.

63. Humphrey LL, Fu R, Buckley DI, Freeman M, Helfand M. Periodontal disease and coronary heart disease incidence: a systematic review and meta-analysis. J Gen Intern Med. 2008;23(12):2079-86.

64. Ávila WS, Timerman L, Romito GA, Marcelino SL, Neves ILI, Zugaib Z, et al. Doença periodontal em portadoras de valvopatia durante a gravidez: estudo clínico e microbiológico. Arq Bras Cardiol. 2011;96(4):307-311.

65. Romagna C, Dufour L, Troisgros O, Lorgis L, Richard C, Buffet P, et al. Periodontal disease: a new factor associated with the presence of multiple complex coronary lesions. J Clin Periodontol. 2012;39(1):38-44.

66. McLeod DE. A practical approach to the diagnosis and treatment of periodontal disease. JADA. 2000;131(4):483-91.

67. Moraes RGB, Moraes FRB, Tormena-Junior CE. Raspagem e alisamento radicular. In: Brunetti MC, Fernandes MI, Moraes RGB. Fundamentos da periodontia: teoria e prática. São Paulo: Artes Médicas; 2007.

68. Plemons JM, Eden BD. Tratamento não cirúrgico. In: Rose LR, Mealey BL, Genco RJ Cohen DW. Periodontia, medicina, cirurgia e implantes. São Paulo: Santos; 2007. p. 237-62.

69. van Winkelhoff AJ. Microbiology in diagnosis and treatment planning in periodontics. Int J Dent Hyg. 2003;1(3):131-7.

70. Mialhe FL, Silva CMC, Cunha RB, Possobon RF. Educação em saúde. In: Pereira AC, organizador. Tratado de saúde coletiva em odontologia. Nova Odessa: Napoleão; 2009. p. 441-86.

71. Horochovski RR, Meirelles G. Problematizando o conceito de empoderamento. Anais do II Seminário Nacional. Movimentos Sociais, Participação e Democracia; 25-27 abr 2007; Florianópolis, Brasil. Florianópolis: UCS; 2007. Núcleo de Pesquisa em Movimentos Sociais – NPMS.

72. Renz A, Ide M, Newton T, Robinson P, Smith D. Psychological interventions to improve adherence to oral hygiene instructions in adults with periodontal diseases. Cochrane Database Syst Rev. 2007;(2):CD005097.

73. Faustino-Silva DD, Ritter F, Nascimento IM, Fontanive PVN, Persici S, Rossoni E. Cuidados em saúde bucal na primeira infância: percepções e conhecimentos de pais ou responsáveis de crianças em um centro de saúde de Porto Alegre, RS. Rev Odonto Ciênc. 2008;23(4):375-9.

74. Zanin L, Meneghim MC, Assaf AV, Cortellazzi KL, Pereira AC. Evaluation of an educational program for children with high caries risk. J Clin Pediatr Dent. 2007;31(4):246-50.

75. Toassia RFC, Petry PC. Motivação no controle do biofilme dental e sangramento gengival em escolares. Rev Saúde Pública. 2002;36(5):634-7.

76. Kolawole KA, Oziegbe EO, Bamise CT. Oral hygiene measures and the periodontal status of school children. Int J Dent Hyg. 2011;9(2):143-8.

77. Teles RP, Teles FRF. Antimicrobial agents used in the control of periodontal biofilms: effective adjuncts to mechanical plaque control? Braz Oral Res. 2009;23(1):39-48.

78. Olympio KPK, Bardal PAP, Henriques JFC, Bastos JRM. Prevention of dental caries and periodontal disease in Orthodontics: a indispensable necessity. R Dental Press Ortodon Ortop Facial. 2006;11(2):110-9.

79. Franco Neto CA, Parolo CC, Rösing CK, Maltz M. Comparative analysis of the effect of two chlorhexidine mouthrinses on plaque accumulation and gingival bleeding. Braz Oral Res. 2008;22(2):139-44.

80. American Academy of Periodontology. Chemical agents for control of plaque and gingivitis. Chicago: AAP; 1994.

81. Lindhe J. Tratado de periodontia clínica e implantologia oral. 3 ed. Rio de Janeiro: Guanabara Koogan; 1997.

82. Zanatta FB, Antoniazzi RP, Rösing CK. Staining and calculus formation after 0.12% chlorhexidine rinses in plaque-free and plaque covered surfaces: a randomized trial. J Appl Oral Sci. 2010;18(5):515-21.

83. Hugoson A, Norderyd O. Has the prevalence of periodontitis changed during the last 30 years? J Clin Periodontol. 2008;35(8):338-45.

84. Li Y, Lee S, Hujoel P, Su M, Zhang W, Kim J, et al. Prevalence and severity of gingivitis in American adults. Am J Dent. 2010;23(1):9-13.

85. Cortelli SC, Cortelli JR, Holzhausen M, Franco GC, Rebelo RZ, Sonagere AS, et al. Essential oils in one-stage full-mouth disinfection: double-blind, randomized clinical trial of longterm clinical, microbial and salivary effects. J Clin Periodontol. 2009;36(4):333-42.

86. Tomás I, Cousido MC, García-Caballero L, Rubido S, Limeres J, Diz P. Substantivity of a single chlorhexidine mouthwash on salivary flora: influence of intrinsic and extrinsic factors. J Dent. 2010;38(7):541-6.

87. Filogônio CFB, Soares RV, Horta MCR, Penido CVSR, Cruz RA. Effect of vegetable oil (Brazil nut oil) and mineral oil (liquid petrolatum) on dental biofilm control. Braz Oral Res. 2011;25(6):556-61.

88. Gondim BLC, Vieira TI, Cunha DA, Santiago BM, Valença AMG. Atividade antimicrobiana de produtos naturais frente a bactérias formadoras do biofilme dentário. Pesq Bras Odontoped Clin Integr. 2011;11(1):123-7.

89. Alves PM, Queiroz LMG, Pereira JV, Pereira MSV. Atividade antimicrobiana, antiaderente e antifúngica in vitro de plantas medicinais brasileiras sobre microrganismos do biofilme dental e cepas do gênero Candida. Rev Soc Bras Med Trop. 2009;42(2):222-4.

90. Macedo-Costa MR, Diniz DN, Carvalho CM, Pereira MSV, Pereira JV, Higino JS. Eficácia do extrato de Myrciaria cauliflora (Mart.) O. Berg. (jabuticabeira) sobre bactérias orais. Rev Bras Farmacogn. 2009;19(2B):565-71.

91. Oliveira FQ, Gobira B, Guimarães C, Batista J, Barreto M, Souza M. Espécies vegetais indicadas na odontologia. Rev Bras Farmacogn. 2007;17(3):466-76.

92. Pereira JV, Pereira MSV, Sampaio FC, Sampaio MCC, Alves PM, Araújo CRF, et al. Efeito antibacteriano e antiaderente in vitro do extrato da Punica granatum Linn sobre microrganismos do biofilme dental. Rev Bras Farmacogn. 2006;16(1):88-93.

93. Nadanovsky P. Promoção da saúde e a prevenção das doenças bucais. In: Pinto VG, organizador. Saúde bucal coletiva. 4. ed. São Paulo: Santos; 2000.

94. Pinto VG. Etiologia e prevenção da doença periodontal. In: Pinto VG, organizador. Saúde bucal coletiva. 4. ed. São Paulo: Santos; 2000. p. 509-528.

95. Meneghim MC, Tagliaferro EPS, Pardi V, Pereira AC. Estratégias de utilização de métodos preventivos, envolvendo o fluoreto, para a comunidade. In: Buzalaf MAR. Fluoretos e saúde bucal. São Paulo: Santos; 2008. p. 247-70.

CAPÍTULO 4

Prevenção em ortodontia

1. Olympio KPK, Bardal PAP, Henriques JFC, Bastos JFM. Prevenção de cárie dentária e doença periodontal em Ortodontia: uma necessidade imprescindível. R Dental Press Ortodon Ortop Facial. 2006;11(2):110-9.

2. Hebling SRF. Prevenção em Ortodontia. In: Pereira AC, organizador. Tratado de saúde coletiva em odontologia. Nova Odessa: Napoleão; 2009.

3. Tesch FC, Oliveira BH, Leão A. Mensuração do impacto dos problemas bucais sobre

a qualidade de vida de crianças: aspectos conceituais e metodológicos. Cad Saúde Pública. 2007;23(11):2555-64.

4. Angle EH. Classification of malocclusion. Dent Cosmos. 1899;41(3):248-64.

5. Organização Mundial da Saúde. Levantamento epidemiológico básico de saúde bucal. 3. ed. São Paulo: Santos; 1991.

6. Alves JAO, Forte FDS, Sampaio FC. Condição socioeconômica e prevalência de más oclusões em crianças de 5 e 12 anos na USF Castelo Branco III - João Pessoa/Paraíba. Rev Dent Press Ortodon Ortop Facial. 2009;14(3):52-9.

7. Foster TD, Menezes DM. The assessment of occlusal features for public health planning purposes. Am J Orthod. 1976;69(1):83-90.

8. Cunningham SJ, Hunt NP. Quality of life and its importance in orthodontics. J Orthodont. 2001;28(2):152-8.

9. Almeida RR, Almeida-Pedrin RR, Almeida MR, Garib DG, Almeida PCMR, Pinzan A. Etiologia das más oclusões: causas hereditárias e congênitas, adquiridas gerais, locais e proximais (hábitos bucais). Rev Dental Press Ortod Ortop Facial. 2000;5(6):107-29.

10. Graber TM. Orthodontics: principles and practice. 3rd ed. Philadelphia: WB Saunders; 1972.

11. Paulsson L, Söderfeldt B, Bondemark L. Malocclusion traits and orthodontic treatment needs in prematurely born children. Angle Orthod. 2008;78(5):786-92.

12. Perez KG, Traebert ESA, Marcenes W. Diferenças entre autopercepção e critérios normativos na identificação de oclusopatias. Rev Saúde Pública. 2002;36(2):230-6.

13. Brasil. Ministério da Saúde. Departamento de Atenção Básica. Projeto SB Brasil 2003: condições de saúde bucal da população brasileira 2002-2003: resultados principais. Brasília: MS; 2004.

14. Shivakumar KM, Chandu GN, Subba Reddy VV, Shafiulla MD. Prevalence of malocclusion and orthodontic treatment needs among middle and high school children of Davangere city, India by using Dental Aesthetic Index. J Indian Soc Pedod Prev Dent. 2009;27(4):211-8.

15. Bittencourt MAV, Machado AW. Prevalência de má oclusão em crianças entre 6 e 10 anos: um panorama brasileiro. Dental Press J Orthod. 2010;15(6):113-22.

16. Bishara SE, Justus R, Graber TM. Proceedings of the workshop discussions on early treatment. Am J Orthod Dentofacial Orthop. 1998;113(1):5-6.

17. Mcleod D, Pullon S, Cookson T. Factors influencing continuation of breastfeeding in a cohort of women. J Hum Lact. 2002;18(4):335-43.

18. Issler H, Sá MBSR, Senna, DM. Knowledge of newborn healthcare among pregnant women: basis for promotional and educational programs on breastfeeding. São Paulo. Med J. 2001;119(1):7-9.

19. Carvalho GD. S.O.S. respirador bucal, uma visão funcional e clínica da amamentação. São Paulo: Lovise; 2003.

20. Kurinij N, Shiono PH, Rhoads GG. Breast-feeding incidence and duration in black and white women. Pediatrics. 1998;81(3):365-71.

21. Lowghlin HH, Clapp-Channing NE, Gehl-Bach SH. Early termination of breast-feeding: identifying those at risk. Pediatrics. 1985;75(3):508-13.

22. Winikoff B, Castle M, Laukaran V. Feeding infants in four societies: causes and consequences of mother's choices. Westport: Greenwood Press; 1989.

23. Zeitlin MF, Ahmed NU. Nutritional correlates of frequency and length of breastfeeds in rural Bangladesh. Early Hum Develop. 1995;41(2):97-110.

24. World Health Organization. Expert consultation on optimal duration of exclusive breastfeeding. Geneva: WHO; 2001.

25. Escott R. Posicionamento, pega e transferência do leite. Breastfeeding Review. 1989;(5):31-7.

26. Simões WA. Ortopedia funcional dos maxilares através da reabilitação neuro: oclusal. 3. ed. São Paulo: Artes Medicas; 2003.

27. Degan VV, Puppin-Rontani RM. Prevalence of pacifier-sucking habits and successful methods to eliminate them-a preliminary study. J Dent Child. 2004;71(2):148-51.

28. Moyers RE. Ortodontia. 4. ed. Rio de Janeiro: Guanabara Koogan; 1991.

29. Proffit WR, Fields HW. Contemporany orthodontics. St. Louis: Mosby; 1995.

30. Araújo MGM. Ortodontia para clínicos: programa pré-ortodôntico. 4. ed. São Paulo: Santos; 1988.

31. Graber TM. Ortodoncia: teoria y pratica. Mexico: Inter Americana; 1974.

32. Salzmann JA. Principles of orthodontics. Philadelphia: Lipponcott; 1943.

33. Geiser A, Hirschfeld L. Minor tooth movement in general practice. 3rd ed. St. Louis: Mosby; 1974.

34. Jarabak JR. Controlling malocclusions due to sucking habits. Dent Clin North. 1959:363-83.

35. Proffit W, Fields H. Ortodontia contemporânea. 2. ed. Rio de Janeiro: Guanabara Koogan; 1995.

36. Proffit W, Fields H. Contemporary orthodontics. 3. ed. St. Louis: Mosby; 2000.

37. Campbell RDA, Prince HK. Digital deformities and dental malocclusion due to finger sucking. Br J Plast Surg. 1984;37(4):445-52.

38. Van der Linden, FPGM. Ortodontia: desenvolvimento da dentição. São Paulo: Santos; 1986.

39. Kopel H. Oral habits. J Dent Child. 1955;22(3):132-41.

40. Massler M, Wood AWS. Thumb-suncking. J Dent Child. 1949;16(1):1-9.

41. Neiva FCB, Cattoni DM, Ramos JLA, Issler H. Desmame precoce: implicações para o desenvolvimento motor-oral. J Pediatr. 2003;79(1):7-12.

42. McDonald RE, Avery DR. Diagnóstico e correção de pequenas irregularidades na dentição em desenvolvimento. In: McDonald RE, Avery DR, organizadores. Odontopediatria. 4. ed. Rio de Janeiro: Guanabara Koogan; 1983. p. 493-96.

43. Varela CB. A arte de amamentar seu filho. 3. ed. Petrópolis: Vozes; 1984.

44. Martins Filho J. Como e porque amamentar. 2. ed. São Paulo: Savier; 1987.

45. Varrela J. Occurrence of malocclusion in attritive environment: a study of a skull sample from southwest Finland. Scand J Dent Res. 1990;98(3):242-7.

46. 47. Hebling SRF, Pereira, AC, Hebling E, Meneghim MC. Considerações para elaboração de protocolo de assistência ortodôntica em saúde coletiva. Ciênc Saúde Coletiva. 2007;12(4):1067-78.

47. Almeida RR, Santos SCBN, Santos ECA, Insabralde CMB, Almeida MR. Mordida aberta anterior: considerações e apresentação de um caso clínico. Rev Dent Press Ortodon Ortop Facial. 1998;3(2):17-29.

48. Moura WVB, Maia FA, Maia NG. Avaliação do Modus Operandi dos procedimentos ortodônticos interceptores das más-oclusões na dentadura mista. Rev Dent Press Ortodon Ortop Facial. 1998;3(6):53-60.

49. Bortolotti R, Ribeiro ATB, Barros MGL, Spinassé KG. Mantenedores de espaço em ortodontia preventiva e interceptiva. Rev Dent Press Ortodon Ortop Facial. 1999;4(5):25-33.

50. Bastos JRM, Peres SHCS, Ramires I. Educação para a saúde. In: AC Pereira, organizador. Odontologia em saúde coletiva: planejando ações e promovendo saúde. Porto Alegre: Artmed; 2003. p. 117-39.

51. Legovic M, Ostric L. The effects of feeding methods on the growth of the jaws in infants. J Dent for Child. 1991;58:253-55.

52. Palmer B. The influence of breastfeeding on the development of the oral cavity: a commentary. J Hum Lact. 1998;14(2):93-8.

53. Beischer NA. Care of the pregnant woman and her baby. London: Saunders/Bailliere tindall; 1989.

54. Cavalcanti AL, Bezerra PKM, Moura C. Aleitamento natural, aleitamento artificial, hábitos de sucção e maloclusões em pré-escolares brasileiros. Rev Salud Pública. 2007;9(2):194-204.

55. Sousa RLS, Lima RB, Florêncio Filho C, Lima KC, Diógenes AMN. Prevalência e fatores de risco da mordida aberta anterior na dentadura decídua completa em pré-escolares na cidade de Natal/RN. R Dental Press Ortodon Ortop Facial. 2007;12(2):129-38.

56. Brasil. Ministério da Saúde. Saúde da criança: nutrição infantil: aleitamento materno e alimentação complementar. Brasília: MS; 2009. Série A. Normas e Manuais Técnicos. Caderno de Atenção Básica, n. 23.

57. Pereira MJB, Reis MCG. Manual de procedimentos: prevenção e tratamento das intercorrências mamárias na amamentação. São Paulo: SMS/NALMA; 1998. Programa Aleitamento Materno.

58. Tollara MN, Bönecker MJS, Carvalho GDC, Corrêa MSNP. Aleitamento natural. In: Corrêa MSNP, organizador. Odontopediatria na primeira infância. 2. ed. São Paulo: Santos; 2005. p. 83-98.

59. Planas P. Reabilitação neuro-oclusal. Rio de Janeiro: Medsi; 1988.

60. Haddad AE. Aplicação da ortopedia funcional dos maxilares na odontopediatria. Rev Odontoped. 1992;1(4):231-36.

61. Baldrigui SEZM, Pinzan A, Zwicker CV, Michelini CRS, Barros DR, Elias F, et al. A importância do aleitamento natural na prevenção de alterações miofaciais e ortodônticas. Rev Dental Press Ortodon Ortop Facial. 2001;6(5):111-21.

62. Pierotti SR. Amamentar: influência na oclusão, funções e hábitos orais. R Dental Press Ortodon Ortop Facial. 2001;6:91-8.

63. Garib DG, Silva Filho OG, Janson G. Etiologia das más oclusões: perspectiva clínica (parteII) – fatores ambientais. Rev Clin Ortod Denatl Press. 2010;9(3):61-73.

64. Cabrera C, Enlow DH. Desenvolvimento e crescimento craniofacial. In: Cabrera C, Cabrera M. Ortodontia clínica. Curitiba: Produções Interativas; 1997. p. 1-41.

65. Fattori L; Feres R. Padrão facial. Parte 1: Discrepâncias sagitais. Rev Soc Bras Cir Craniomaxilofac. 2007;10(2):78-8.

66. Capelozza Filho L. Diagnóstico em ortodontia. Maringá: Dental Press Ortodon Ortop Facial; 2004.

67. Galvão CAAN. Ortodontia: noções fundamentais. São Paulo: Santos; 1984.

68. Cervera DA, Cervera SA, Cervera SE. Apostila do Curso Ledosa. Madrid; ciclo 1995-1996.

69. Meira R, Barcelos R, Primo LG. Respostas do complexo dentino-pulpar aos traumatismos em dentes decíduos. J Bras Odontopediatr Odontol Bebê. 2003;6(29):50-5.

70. Norton E, O'Connell AC. Traumatic dental injuries and their association with malocclusion in the primary dentition of Irish children. Dent Traumatol. 2011;28(1):81-6.

71. Serra-Negra JMC. Estudo da associação entre aleitamento, hábitos bucais e maloclusões. Rev Odontol Univ. 1997;11(2):79-86.

72. Robles FRP. A influência do período de amamentação nos hábitos de sucção persistentes e a ocorrência de maloclusões em crianças com dentição decídua completa. Rev Paul Odontol. 1999;21(3):4-9.

73. Ganzález NZT, Lopes LD. Fonoaudiologia e ortopedia maxilar na reabilitação orofacial: tratamento precoce e preventivo-terapia Mmiofuncional. São Paulo: Santos; 2000.

74. Bueno SB. Aleitamento materno e desenvolvimento do sistema estomatognático [dissertação]. Piracicaba: Universaidade Estadual de Campinas; 2005.

75. Sousa FRN, Taveira GS, Almeida RVD, Padilha WWN. O aleitamento materno e sua relação com hábitos deletérios e maloclusão dentária. Pesqui Bras Odontopediatria Clín Integr. 2004;4(3):211-6.

76. Cavalcanti AL, Bezerra PKM, Moura C. Mordida cruzada posterior em pré-escolares: análise de 61 casos. Arqu Odontol. 2006;42(1):1-80.

77. Mendes ACR, Valença AMG, Lima CCM. Associação entre aleitamento, hábitos de sucção não-nutritivos e maloclusões em crianças de 3 a 5 anos. Cienc Odontol Brás. 2008;11(1):67-75.

78. Dockrell R. Classifying aetiology of malocclusion. Dent Rec. 1952;72:25-31.

79. 81. 83. Köhler NRW. Distúrbios miofuncionais: considerações sobre seus fatores etiológicos e consequências sobre o processo de crescimento/desenvolvimento da face. Rev Dent Press Ortodont Ortop Fac. 2000;5(3):66-79.

80. Koenig JS, Davies AM, Thach BT. Coordination of breathing, sucking and swallowing during bottle feedings in human infants. J Applied Psy. 1990;69:1623-29.

81. Shepard JW Jr, Gefter WB, Guilleminault C, Hoffman EA, Hoffstein DW, Hudgel DW, et al. Evaluation of the upper airway in patients with obstructive sleep apnea. Sleep 1991;14(4):361-71.

82. Drane D. The effect of use of dummies and teats on orofacial development. Breastfeeding Review. 1996;4:59-64.

83. Weber FW, Woolridge MW, Baum JD. An ultrasonographic study of the organisation of sucking and swallowing by newborn infants. Dev Med & Child Neuro. 1986;28(1):19-24.

84. Martins DR, Almeida RR, Dainesi EA. Mordidas cruzadas anterior e posterior. Parte I: diagnóstico e tratamento precoces. Apresentação de casos clínicos. Odonto Master: Ortodontia. 1994;1(2):1-19.

85. Alexander CM, Jacobs JD, Turpin DL. Disease control in an orthodontic practice. Am J Orthod. 1977;71(1):79-93.

86. Bastos JRM, Henriques JRC, Olympio KPK. Prevenção de cárie dentária e doença periodontal em pacientes sob tratamento ortodôntico. São Paulo: Edusp; 2006.

87. Bastos JRM, Henriques JFC, Olympio KPK. Manual de prevenção de cárie dentária e doença periodontal em pacientes sob tratamento ortodôntico. Bauru: FOB; 2002.

88. Janvinen S. Indexes for orthodontics treatment need. Am J Orthod Dentofacial Orthop. 2001;120(3):237-9.

89. Ertugay E, Üçüngü N. The use of the index of orthodontic treatment need (IOTN) in a school population and refereed population. J Orth. 2001;28(1):45-52.

90. Hunt O. The aesthetic component of the index of orthodontic treatment need validated against lay opinion. Eur J Orthod. 2002;24(1):53-9.

91. World Health Organization. Oral health surveys: basic methods. 4th ed. Geneva: WHO; 1997.

92. Almeida Filho N. Epidemiologia sem números: uma introdução crítica à ciência epidemiológica. Rio de Janeiro: Campus; 1989.

93. Prahl-Anderson B. The need for orthodontic treatment. Angle Orthod. 1978;48:1-8.

94. Brasil. Ministério da Saúde. Secretaria de Atenção à Saúde. Relatório de Gestão 2010. Brasília: MS; 2011 [capturado em 12 set. 2012]. Disponível em: http://portal.saude.gov.br/portal/arquivos/pdf/relatorio_gestao_2010.pdf.

CAPÍTULO 5

Prevenção do câncer em saúde bucal

1. Stugis EM. A review of social and behavioral efforts at oral cancer preventions in India. Head Neck. 2004;26(11):937-44.

2. Antunes JL, Biazevic MG, Araújo ME, Tomita NE, Chinellato LE, Narvai PC. Trends and spatial distribu- tion of oral cancer mortality in São Paulo, Brazil, 1980-1998. Oral Oncol. 2001;37(4):345-50.

3. Oliveira EF, Silva OMP, Blachman IT, Pio MRB. Oral cancer epidemiological profile in São Paulo city. In: Varma AK, editor. Oral oncology. New Delhi: Northern Book Centre; 2005. v. 10, p. 13-21.

4. Carvalho LA, Singh B, Spiro RH, Kowalski LP, Shah JP. Cancer of the oral cavity: a comparison between institutions in a developing and a developed na- tion. Head Neck 2004;26:31-8.

5. Borges DML, Sena MF, Ferreira MAF, Roncalli AG. Mortalidade por câncer de boca e condição sócio-econômica no Brasil. Cad Saúde Pública. 2009;25(2):321-7.

6. Robbins SL, Cotran RS, Kumar V. Patologia estrutural e funcional. 3. ed. Rio de Janeiro: Interamericana; 1986.

7. Werner JE, Fontanella V. Perfil epidemiológico dos pacientes portadores de câncer bucal atendidos no Hospital Santa Rita, Porto Alegre/RS. Stomatos. 2009;28(15):3-16

8. Almeida JD, Cabral LAG. Diagnóstico do carcinoma bucal: uso da citologia esfoliativa como método auxiliar. RGO. 1992;40(3):167-70.

9. Tommasi AF, Garrafa V. Câncer bucal. São Paulo: Medisa; 1980.

10. Reis P, Waldron L, Perez-Ordonez B, Pintilie M, Galloni N, Xuan Y, et al. A gene signature in histologically normal surgical margins is predictive of oral carcinoma recurrence. BMC Câncer. 2011;11:437.

11. Feng Y, Wang B, Wen S. Laser surgery versus radiotherapy for T1-T2N0 glottic cancer: a meta-analysis. ORL J Otorhinolaryngol Relat Spec. 2011;73(6):336-42.

12. Tang K, Li Y, Zhang Z, Gu Y, Xion Y, Feng G, et al. The PstI/RsaI and DraI polymorphisms of CYP2E1 and head and neck cancer risk: a meta-analysis based on 21 case-control studies. BMC Câncer. 2010;10:575.

13. Yau-Hua Y, Kuo HK, Chang KW. The evolving transcriptome of head and neck squamous cell carcinoma: a systematic review. PLoS One. 2008;3(9):e3215.

14. Hunter KD, Parkinson EK, Harrison PR. Profiling early head and neck cancer. Nat Rev Cancer. 2005;5:127-35.

15. Brasil. Ministério da Saúde. Instituto Nacional de Câncer. Incidência de câncer no Brasil: estimativa 2012. Rio de Janeiro: INCA; 2011.

16. Brasil. Ministério da Saúde. Instituto Nacional de Câncer. Câncer de boca [Internet]. Rio de Janeiro: INCA; 2008 [capturado em 01 abr. 2012]. Disponível em: http://www.inca.gov.br/conteudo_view.asp?id=324.

17. Garcia-Garcia V, Bascones Martínez, A. Cáncer oral: Puesta al día. Av Odontoestomatol. 2009;25(5):239-48.

18. Biazevic MGH, Castellanos RA, Antunes JLF, Michel-Crosato E. Tendências de mortalidade por câncer de boca e orofaringe no Município de São Paulo, Brasil, 1980/2002. Cad Saúde Pública. 2006;22(10):2105-14.

19. Borges FT, Garbin CAS, Carvalhosa AA, Castro PHS, Hidalgo LRC. Epidemiologia do câncer de boca em laboratório público do

Estado de Mato Grosso, Brasil. Cad. Saúde Pública. 2008;24(9):1977-82.

20. Brasil. Ministério da Saúde. Sistema de informações de mortalidade. Brasília: DATASUS; c2008.

21. Feng Y, Wang B, Wen S. Laser surgery versus radiotherapy for T1-T2N0 glottic cancer: a meta-analysis. ORL J Otorhinolaryngol Relat Spec. 2011;73(6):336-42.

22. Brasil. Ministério da Saúde. Instituto Nacional de Câncer. Estadiamento [Internet]. Rio de Janeiro: INCA; [2012] [capturado em 01 abr. 2012]. Disponível em www1.inca.gov.br/conteudo_view.asp?ID=54#.

23. Feng Y, Wang B, Wen S. Laser surgery versus radiotherapy for T1-T2N0 glottic cancer: a meta-analysis. ORL J Otorhinolaryngol Relat Spec. 2011;73(6):336-42.

24. Weitkunat R, Edward SE, Lee PN. Meta-analysis of the relation between European and American smokeless tobacco and oral cancer. BMC Public Health. 2007;7:334.

25. González-Martínez R, Delgado-Molina E, Gay-Escoda C. A survey of oral surgeons' tobacco-use-related knowledge and intervention behaviors. Med Oral Patol Oral Cir Bucal. 2012;17(4):e588-93.

26. Kignel S, organizador. Estomatologia: bases do diagnóstico para o clínico geral. São Paulo: Santos; 2007.

27. Kyzas PA, Evangelos EE, Denaxa-Kyza, D, Ioannidis JPA. F-fluorodeoxyglucose positron emission tomography to evaluate cervical node metastases in patients with head and neck squamous cell carcinoma: a meta-analysis. J Natl Cancer Inst. 2008;100:712-20.

28. Alvarez Amézaga J, Barbier Herrero L, Pijoan del Barrio JI, Martín Rodríguez JC, Romo Simón L, Genolla Subirats J, et al. Diagnostic efficacy of sentinel node biopsy in oral squamous cell carcinoma. Cohort study and meta-analysis. Med Oral Patol Oral Cir Bucal. 2007;12(3):E235-43.

29. Huang SH, Hwang D, Lockwood G, Goldstein DP, O'Sullivan BMD. Predictive value of tumor thickness for cervical lymph-node involvement in squamous cell carcinoma of the oral cavity. Cancer. 2009;115(7):1489-97.

30. Carli JP, Trentin MS, Linden MSS, Bós AJG, Pedro REL, Silva SO. Carcinoma espinocelular bucal de grande extensão: protocolo diagnóstico. Odonto. 2010;18(36):67-71.

31. Weitkunat R, Sanders E, Lee, PN. Meta-analysis of the relation between European and American smokeless tobacco and oral cancer. BMC Public Health. 2007;7:334.

32. JCS Joint Working Group; Japanese Society for Oral Health; Japanese Society of Oral and Maxillofacial Surgeons; Japanese Society of Public Health; Japanese Respiratory Society; Japan Society of Obstetrics and Gynecology; et al. Guidelines for Smoking Cessation (JCS 2010): digest version. Circ J. 2012;76(4):1024-43.

33. Durazzo MD, Araújo CEN, Brandão Neto JS, Potenza AS, Costa P, Takeda F, et al. Clinical and epidemiological features of oral cancer in a medical school teaching hospital from 1994 to 2002: increasing incidence in women, predominance of advanced local disease and low incidence of neck metastases. Clinics. 2005;60(4):293-8.

34. Oze I, Matsuo K, Wakai K, Nagata C, Mizoue MC, Tanaka K, et al. Alcohol drinking and esophageal cancer risk: an evaluation based on a systematic review of epidemiologic evidence among the Japanese population. Jpn J Clin Oncol. 2011;41(5)677-92.

35. Olshan AF. Cancer of the larynx. In: Schottenfeld D, Fraumeni JF Jr, editors. Cancer epidemiology and prevention. 3rd ed. New York: Oxford University Press; 2006. p. 627-37.

36. Bagnardi V, Blangiardo M, La Vecchia C, Corrao G. A meta-analysis of alcohol drinking and cancer risk. Br J Cancer. 2001;85(11):1700-5.

37. Therezita MPGC, Cícero Neto ER, Scala KA, Scala WA. Manifestações orais associada ao papilomavírus humano (HPV) conceitos atuais: revisão bibliografia. Rev Bras Otorrinolaringol. 2004;70(4):546-50.

38. Rezendel CP, Ramos MB, Daguíla CH, Dedivitis RA, Rapoport A. Alterações da saúde bucal em portadores de câncer da boca e orofaringe. Rev Bras Otorrinolaringol. 2008;74(4):596-600.

39. Bouda M, Gorgoulis VG, Kastrinakis NG, Giannoudis A, Tsoli E, Danassi-Afentaki D, et al. "High risk" HPV types are frequently detected in potentially malignant and malignant oral lesions, but not in normal oral mucosa. Mod Pathol. 2000;13(6):644-53.

40. Moore SR, Johnson NW, Pierce AM, Wioson DF. The epidemiology of mouth cancer: a review of global incidence. Oral Dis. 2000;6(2):65-74.

41. Nagao T, Warnakulasuriya KAAS. Annual screening for oral cancer detection. Cancer Detect Prevent. 2003;27(5):333-7.

42. Nagao T, Warnakulasuriya S, Ikeda H, Fujiwara K, Miyazaki H. Oral cancer screening as an integral part of general health screening in Tokoname City, Japan. J Med Screen. 2000;7(4):203-8.

43. Navarro CM, Massucato EMS, Onofre MA, Sposto MR. Campanha de prevenção do câncer bucal em Araraquara: uma iniciativa de extensão consolidada em 11 anos de experiência. Rev Ciênc Ext. 2004;1(2):163-70.

44. Martins JS, Abreu SCC, Araújo ME, Bourget MMM, Campos FL, Grigoletto MVD, et al. Estratégias e resultados da prevenção do câncer bucal em idosos de São Paulo, Brasil, 2001 a 2009. Rev Panam Salud Publica. 2012;31(3):246-52.

45. Mosele JC, Stangler LP, Trentin MS, Silva SO, Carli JP. Levantamento epidemiológico dos casos de carcinoma epidermóide da cavidade bucal registrados no serviço de diagnóstico histopatológicodo Instituto de Ciências Biológicas da Universidadede Passo Fundo/RS. Odonto. 2008;16(32):18-24.

46. Smith EM, Rubenstein LM, Haugen TH, Pawlita M, Turek LP. Complex etiology underlies risk and survival in head and neck cancer human papillomavirus, tobacco, and alcohol: a case for multifactor disease. J Oncol. 2012;2012:571862.

47. Brasil. Ministério da Saúde. Instituto Nacional de Câncer. Tratamento. Rio de Janeiro: INCA; [2012] [capturado em 01 abr. 2012]. Disponível em: http://www2.inca.gov.br/wps/wcm/connect/tiposdecancer/site/home/boca/tratamento_profissional.

48. Organização Mundial de Saúde. Relatório de OMS sobre a epidemia de global de tabagismo. Geneva: OMS; 2008.

49. Ansary-Moghaddam A, Martiniuk A, Lam TH, Jamrozik K, Tarakoshi A, Fang X, et al. Smoking and the risk of upper aero digestive tract cancers for men and women in the Asia-Pacific region. Int J Environ Res Public Health. 2009;6(4):1358-70.

50. Dedivitis RA, França CM, Mafra ACB, Guimaraes FT, Guimaraes AV. Características clínico epidemiológicas no carcinoma espinocelular de boca e orofaringe. Rev Bras Otorrinolaringol. 2004;70(1):35-40.

51. Brasil. Instituto Brasileiro de Geografia e Estatística. Pesquisa Nacional por Amostra de Domicílios: tabagismo – 2008 [Internet]. Rio de Janeiro: IBGE; 2009 [capturado em 01 abr. 2012]. Disponível em: www1.inca.gov.br/inca/Arquivos/publicacoes/tabagismo.pdf.

52. Hayassy A. Câncer da boca no setor público de saúde. Rev Bras Odontol. 1998;55(3):173-5.

53. Bercht SMB. O câncer da boca sob o modelo odontológico hegemônico [tese]. Rio de Janeiro: Universidade Federal Fluminense; 1994.

54. Angelim-Dias A, Sampaio JJC, Rego DM, Lima DLF, Dalcico R. Políticas públicas e epidemiologia do câncer de boca. In: Angelim-Dias A. Saúde bucal coletiva: metodologia de trabalho e práticas. São Paulo: Santos; 2006. p. 297-314.

55. Purdue MP, Hashibe M, Berthiller J, Vecchia C, Maso LD, Herrero R, et al. Type of alcoholic beverage and risk of head and neck cancer: a pooled analysis within the INHANCE Consortium. Am J Epidemiol. 2008;169(2):132-42.

56. Ciesielski FIN, Biasoli ER, Goiatoo MC, Carli JP, Silva SO, Linden MSS, et al. Biofilmes orais como um possível fator de risco ao câncer bucal. Odonto. 2010;18(36):127-38.

57. Li Y, Yang H, Cao J. Association between alcohol consumption and cancers in the Chinese population: a systematic review and meta-analysis. PLoS One. 2011;6(4):e18776.

58. Termine N, Panzarella V, Falaschini S, Russo A, Matranga D, Muzio LL, et al. HPV in oral squamous cell carcinoma vs head and neck squamous cell carcinoma biopsies: a meta-analysis (1988–2007). Ann Oncol. 2008;19(10):1681-90.

59. Dayyani F, Etzel CJ, Liu M, HO CH, Lippman SM, Tsao AS. Meta-analysis of the impact of human papillomavirus (HPV) on cancer risk and overall survival in head and neck squamous cell carcinomas (HNSCC). Head Neck Oncol. 2010;2:15.

60. Zur HH. Papillomaviruses and cancer: from basic studies to clinical application. Nat Rev Câncer. 2002;2(5):342-50.

61. Ferraro CTL, Canedo NHS, Oliveira SP, Carvalho MGC, Dias EP. Infecção oral pelo HPV e lesões epiteliais proliferativas associadas. J Bras Patol Med Lab. 2011;47(4):451-9.

62. Marur S, D'Souza G, Westra WH, Forastiere AA. HPV-associated head and neck cancer: a virus-related cancer epidemic. Lancet Oncol. 2010;11(8):781-9.

63. Kotrashetti VS, Kale AD, Hallikeremath SR, Mane DR, Angadi PV, Bhatt P. Intraosseous

fibrosarcoma of maxilla in an HIV patient. Arch Iran Med. 2012;15(1):59-62.

64. Andreotti M, Rodrigues ANR, Cardoso LMN, Figueiredo RAO, Eluf-Neto J, Wünsch-Filho V. Ocupação e câncer da cavidade oral e orofaringe. Cad Saúde Pública. 2006;33(3):543-52.

65. Li C, Wang LE, Wei Q. DNA repair phenotype and cancer susceptibility: a mini review. Int J Cancer 2009;124(5):999-1007.

66. Flores-Obando RE, Gollin SM, Ragin CC. Polymorphisms in DNA damage response genes and head and neck cancer risk. Biomarkers. 2010;15(5):379-99.

67. Zhang G, Mai R, Huang B. ADH1B Arg47His polymorphism is associated with esophageal cancer risk in high-incidence Asian population: evidence from a meta-analysis. PLoS One. 2010;5(10):e13679.

68. Tandon S, Tudur-Smith C, Riley RD, Boyd MT, Jones TM. A Systematic review of p53 as a prognostic factor of survival in squamous cell carcinoma of the four main anatomical subsites of the head and neck. Cancer Epidemiol Biomarkers Prev. 2010;19(2):574-87.

69. Parkin DM, Pisani P, Ferlay J. Global cancer statistics. CA Cancer J Clin. 1999;49(1):33-64.

70. Genden EM, Ferlito A, Silver CE, Takes RP, Suárez C, Owen RP, et al. Contemporary management of cancer of the oral cavity. Eur Arch Otorhinolaryngol. 2010;267(7):1001-17.

71. Jansma J, Vissink A, Spijkervet FKL, Roodenburg JLN, Panders AK, Vermey Al, et al. Protocol for the prevention and treatment of oral sequelae resulting from head and neck radiation therapy. Câncer. 1992;70(8):2171-80.

LEITURAS RECOMENDADAS

Brasil. Ministério da Saúde. Instituto Nacional de Câncer. Câncer de boca [Internet]. Rio de Janeiro: INCA; 2008.

Chambrone L, Pannuti CM, Guglielmetti MR, Chambrone LA. Evidence grade associating periodontitis with preterm birth and/or low birth weight. II. A systematic review of randomized trials evaluating the effects of periodontal treatment. J Clin Periodontol. 2011;38(10):902-14.

Ferraz MB. Avaliação econômica em saúde. In: Gonzalo VC, Malik AN. Gestão em Saúde. Rio de Janeiro: Guanabara Koogan; 2011. Cap. 8, p. 184-90.

Frazão P. Epidemiologia da oclusão dentária na infância e os sistemas de saúde [tese]. São Paulo: Universidade de São Paulo; 1999.